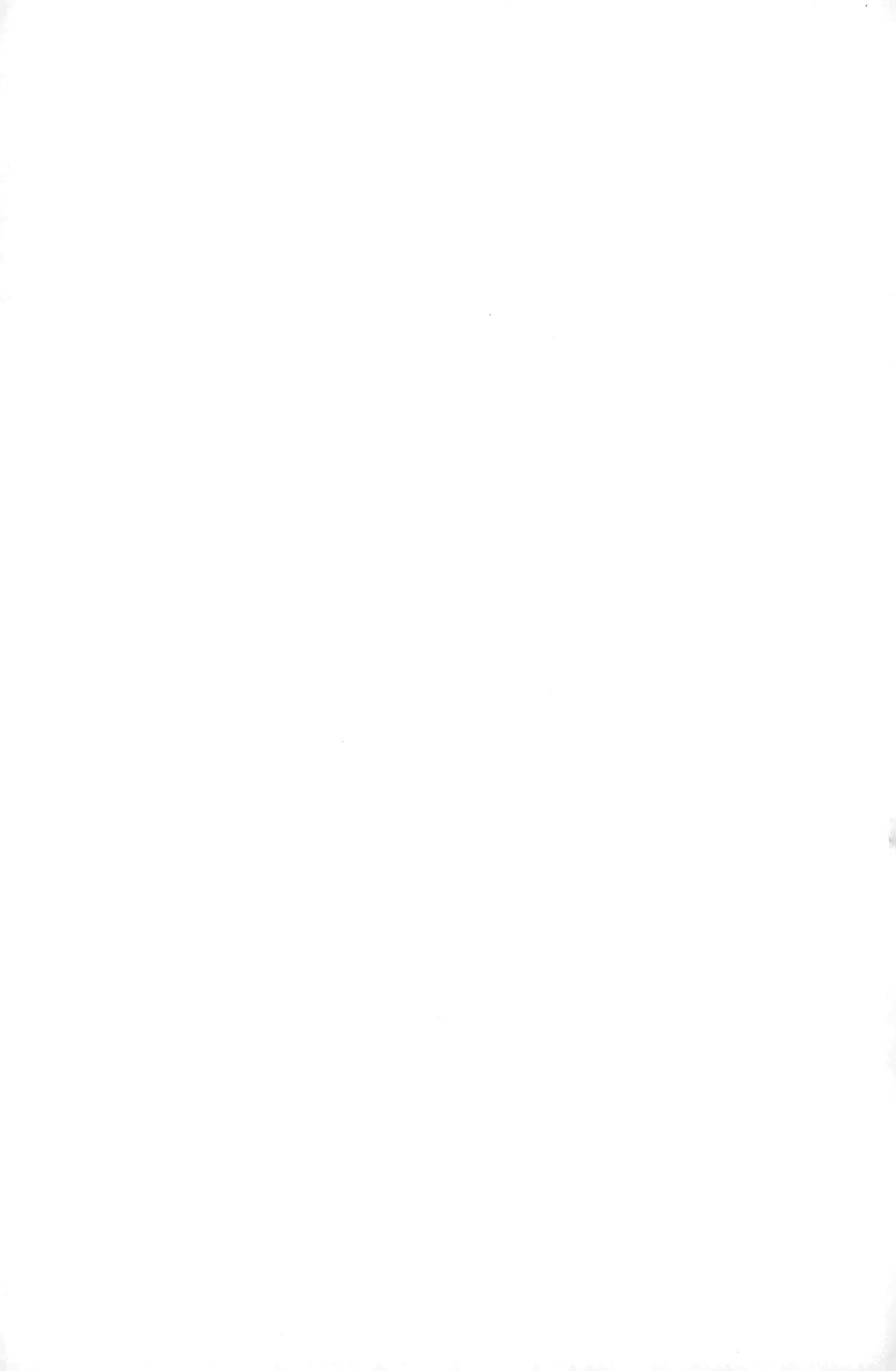

透过电影看医学

Seeing Medicine Through Movies

万辉 彭骏 著

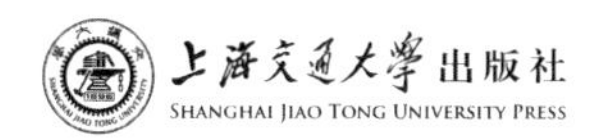

内容提要

本书立足医学三要素，精选 20 部经典的医学题材电影，从疾病、患者、医者三个方面介绍了电影背后的医学知识，解析电影透射的医学人文情怀。

本书可供电影爱好者学习交流，也可作为观影指南，还可以用来了解疾病的相关医学知识。从电影中学习医学知识，有益；从医学中感受电影艺术，有情。

图书在版编目(CIP)数据

透过电影看医学/万辉，彭骏著．—上海：上海交通大学出版社，2021
ISBN 978-7-313-25063-6

Ⅰ.①透… Ⅱ.①万…②彭… Ⅲ.①医学—基本知识 Ⅳ.①R

中国版本图书馆 CIP 数据核字(2021)第 122978 号

透过电影看医学
TOUGUO DIANYING KAN YIXUE

著　　者：万　辉　彭　骏
出版发行：上海交通大学出版社　　地　　址：上海市番禺路 951 号
邮政编码：200030　　电　　话：021-64071208
印　　制：上海锦佳印刷有限公司　　经　　销：全国新华书店
开　　本：880mm×1230mm　1/32　　印　　张：7.375
字　　数：182 千字
版　　次：2021 年 7 月第 1 版　　印　　次：2021 年 7 月第 1 次印刷
书　　号：ISBN 978-7-313-25063-6
定　　价：78.00 元

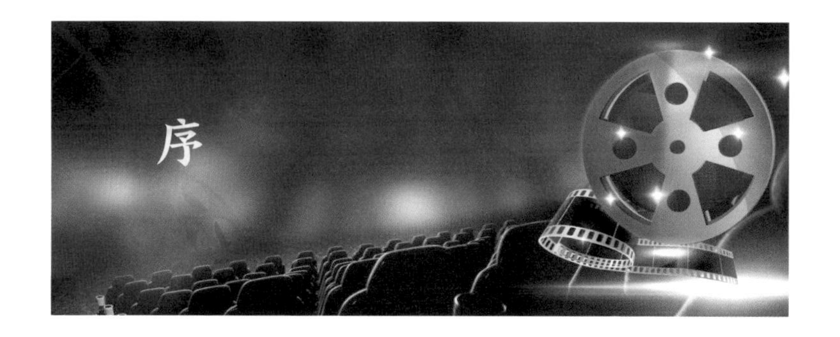

序

医学是什么？美国学者佩里·格利诺说："医学居于科学与人文之间，兼具二者的许多特性。医学是最人文的科学、最经验的艺术，也是最科学的人文。"

虽然我们每个人都要经历生老病死，都会遇到医生、接触医学，但遗憾的是，当下的公众大多缺乏医学常识，医学人文素养薄弱，所以往往不能正确面对疾病，面对"生老病死"这一人生平常问题。因此，普及医学知识、提高公众的医学人文素养是我们医学工作者应该努力去践行的一件事。

每一个医生都应该铭记"常常去帮助，总是去安慰，有时去治愈"的格言。当新的技术不断涌现，大量应用于临床时，医生就更需要"回归本源"，去帮助患者了解疾病、应对疾病。医生不仅要重视医疗技术，更要重视人文关怀。

电影被称为人类第七大艺术类型。电影作品真实地反映特定时间和环境中的社会政治、经济、文化、哲学及美学思潮，是向世界展示各种文化的一个窗口。医疗题材的影视作品通过精彩的故事和生动的场景，将艺术性、娱乐性和医学专业性融为一体，不仅反映了社会现实，也为大众了解医学知识和提高人文素养提供了珍贵的素材。

本书的两位作者分别工作于两所医学院校，他们既是临床医学专家，又是医学教育专家，他们将多年的工作经验、医学知识与电影叙事相结合，寻找医学科普、人文精神与电影艺术的交汇点，启迪人们对疾病、对人生、对“生老病死”的正确认识。本书立题新颖、构思缜密，利用引人入胜的写作手法，深入浅出地介绍一部部电影佳作，通过电影的赏析和解读，引导读者了解医学知识，感受电影文化，领悟人文精神，理性面对疾病，理解生命的真谛与归依。这也是《透过电影看医学》一书出版的意义。

作为一名医学工作者，我在观看医学题材电影时，也会不由自主地去判断其中的医学知识是否科学，去思考电影中反映出的人文关怀。这样一本书的出现，既为普通大众科普了医学专业知识，也为医学工作者打开了另外一个医学应用的窗口。希望这种优秀的书籍不断出现，以新颖的方式向大众传播医学科普知识，我积极向各位读者推荐此书。

是为序。

方国恩

中国康复医学会会长

外科学教授　少将

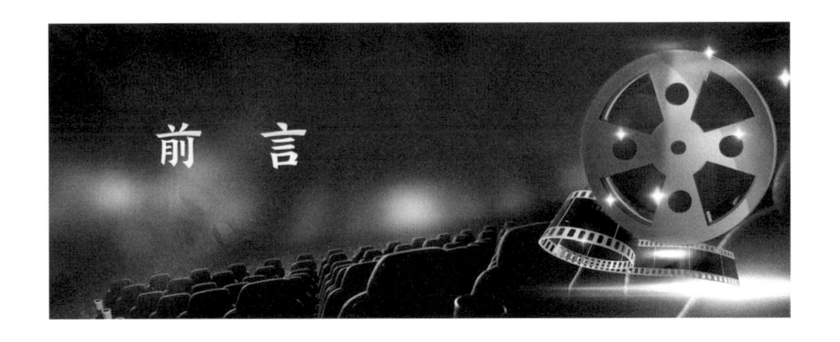

2020年伊始，一场新型冠状病毒肺炎引发的疫情，在给普通人带来疾病和生命威胁的同时，也给全球带来了巨大的动荡和灾难。人们因为不了解疾病而恐惧，也因为缺少防控知识而恐慌，甚至因为对疫情无能为力而造成社会的混乱。其实，在人类漫长的发展历史中，每个人都会遭遇各种疾病，都会面临生老病死的考验，但是我们大多数人并不能充分了解疾病，客观对待病痛。

正如雪崩时没有一片雪花是无辜的，这次新型冠状病毒肺炎疫情暴露出很多问题。除了疾病本身，行政管理、公共卫生、健康教育等诸多方面都值得我们认真反思。尤其是健康教育，一直以来作为公民教育的洼地，并没有引起全社会的足够重视。很多人将健康教育等同于观看养生节目或者参加专家讲座，对于健康教育的形式也停留在说教的刻板印象上。其实不然。健康教育应该是包括医务人员在内的全社会的责任。

健康教育的方式有多种。电影就是一种很好的健康教育媒介。电影作为一种艺术形式，它既有事实的影子，也有虚构的内容，有些地方值得我们学习研究，有些情节可能还不够专业严谨。电影画面形象生动，一部医学题材电影再加上专业的解读，对于公民健康教育可以起到事半功倍的作用。而这本书就是希望通过一部部优秀的电影作品，经过专业的医学解读，让观众在欣赏电影艺术的同时，一起了解和认识电影背后所蕴含的医学知识，以及带给我们的健康教育启示。这也是本书写作的初衷。

作为曾经的临床工作者，现在的医学教育工作者，我们希望力所能及地从事一些医学科普和健康教育方面的工作，帮助大众了解医学知识，理解卫生决策，为推进健康中国建设、提高大众健康水平贡献一份自己的力量。我们也希望未来能有更多的医学专家，能为普通大众推出更多更优秀的科普书籍，这既是我们的工作使命，更是我们的社会责任。

最后，感谢所有家人和朋友给予我们的建议、意见和无私帮助，这本书也是为你们而著。如有任何疏漏、不妥之处，也请大家批评指正。

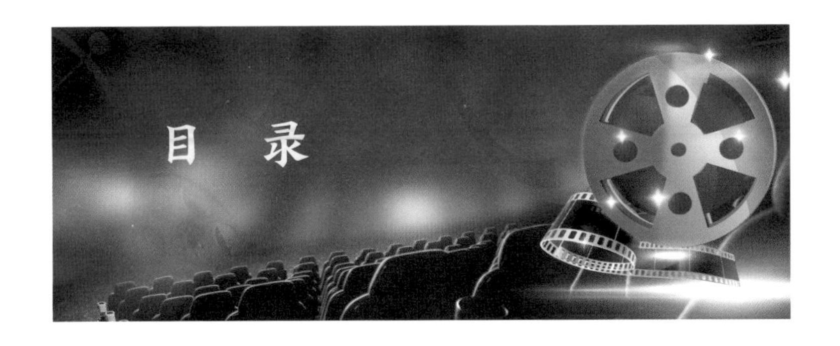
目 录

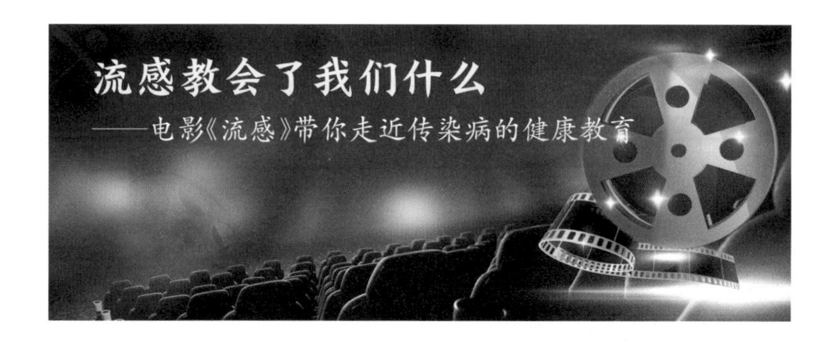

电影背景

中 文 名：流感　韩 文 名：감기
导　　演：金成洙
编　　剧：李英重/金成洙
主　　演：张赫/秀爱/朴敏荷/柳海真/李熙俊
制片国家/地区：韩国
上映日期：2013 - 08 - 14(韩国)
又　　名：战疫(港)/致命感冒/感冒/感气/The Flu
获奖情况：

第 50 届韩国电影大钟奖(2013)：最佳影片(提名)，最佳女配角(提名)朴敏荷

正如雪崩时没有一片雪花是无辜的，这次新型冠状病毒肺炎疫情暴露出很多问题。除了疾病本身，行政管理、公共卫生、健康教育等诸多方面也值得我们认真反思。尤其是健康教育，一直以来作为公民教育的洼地，并没有引起全社会的足够重视。很多人将健康教育等同于观看养生节目或者参加专家讲座，对于健康教

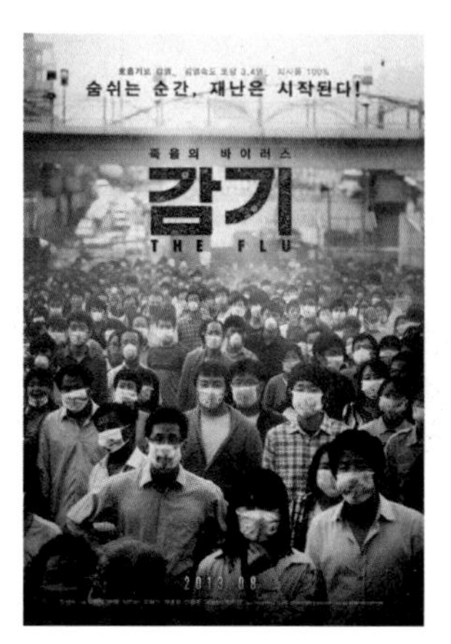

《流感》电影海报

育的认识也停留在说教的刻板印象上。其实不然。健康教育应该是包括医务人员在内的全社会的责任。健康教育的方式有多种，电影就是一种很好的健康教育媒介。电影画面形象生动，让人过目不忘，一部医学题材电影再加上专业的解读，对于公民健康教育甚至可以起到“不是专家胜似专家”的作用。今天，我们就以韩国电影《流感》为例，和大家一起分享这部电影带给我们的健康教育和启示。

一、是什么？

面对一次新的疫情，大家最关心的问题可能就是：是什么引发了这场大疫？也就是病原体的问题。电影《流感》为我们描述了一种变异后的H5N1病毒引起的急性呼吸道传染病。H5N1病毒，禽流感病毒的某个亚型，属于高致病性禽流感病毒，可以感染人类，感染者病情重，病死率高，但目前尚无人传人的确切证据。影片为了突出艺术效果，在现实H5N1病毒的基础上，增加了飞沫传播等人传人的传播方式，将变异后的H5N1病毒打造成传染性更强的超级大“首领”(boss)，发病率更高，致死性更强，人群感染也更惨烈。

影片为我们详细描述了H5N1病毒感染后的临床表现：患者流感样症状起病，高热、咳嗽、呼吸困难、全身不适，部分患者可出现精神神经症状，如躁狂、谵妄等，重症患者病情发展迅速，可出现急性呼吸窘迫综合征、肺出血、败血症、休克等严重并发症。其中，各行各业、各个年龄段的人群不断出现严重并发症的特写镜头，画面让人触目惊心。印象最深刻的是一幕婚礼现场，新娘在宣誓的中途突然剧烈咳嗽、大量咯血，随即晕厥在丈夫怀中，雪白的婚纱沾满了鲜血，生命在最绚烂的时候猝然消逝，给人形成强烈的视觉冲击，留下了无尽的遗憾。

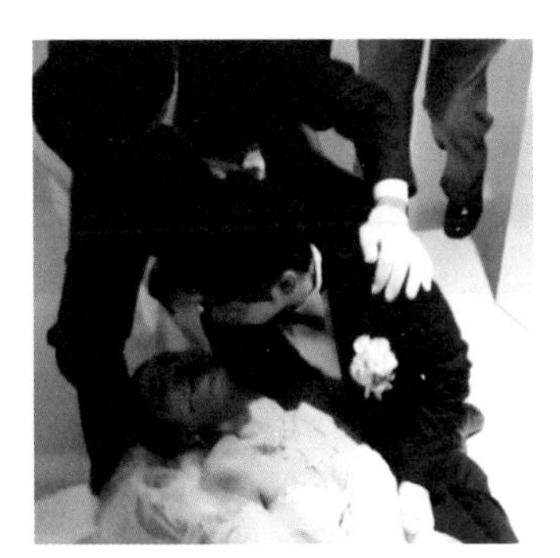
新娘大咯血后休克

二、为什么？

作为一个普通人，当看见身边的亲人一个个倒下，内心除了恐慌，恐怕问得最多的还是：他们为什么会被感染？也就是传播途径的问题。传播途径通常包括呼吸道传播、消化道传播、接触传播、虫媒传播、血液体液传播、医源性感染和母婴垂直传播。事实上，H5N1 禽流感虽然可以通过呼吸道传播，但是需要有密切接触家禽的分泌物或排泄物史。目前，尚无人传人的确切依据。然而，影片将病原体处理为变异后的 H5N1 病毒，增加了呼吸道飞沫传播途径，从艺术加工的角度来说无可厚非。这里我们不必拘泥于流感病毒的受体特异性问题，权当了解经过飞沫呼吸道传播这种方式，对于公民健康教育而言也是有益的。

飞沫传播是指感染者通过咳嗽、打喷嚏或谈话等方式排出携带病毒的分泌物和飞沫，易感人群吸入后产生感染的传播方式。借助高速摄影、飞沫显影以及慢速播放，电影为我们很好地呈现了飞沫传播的动画效果。其实，日常生活中我们无时无刻不在和飞沫接触。一次喷嚏，喷出约 10 000 个飞沫，最远可传 8 米；一次咳嗽，咳出 1 000～2 000 个飞沫，最远可传 6 米；即使是平静的说话，每分钟也会产生大约 500 个飞沫。那些 100 微米以上的大飞沫因为自重原因，会在 10 秒内落地，而小的干燥的飞沫核，80%的大小在 0. 74～2. 12 微米，会由上皮细胞蛋白质包裹着病毒一直漂荡在空气中[1]。这些细小的微米级颗粒，尽管我们的肉眼无法识别，摄像机却能将其标记成一个个光点，让观众只看一眼就会立即被震撼到：原来我们每咳嗽一声或者每打一个喷嚏，能释放出这么多飞沫，倘若飞沫都携带病毒的话那会传染多少人！最令人触目惊心的镜头是第一个感染者，他因咳嗽去药店买药，短短几分钟内传染了身边的药师、学生、孩子、母亲和老人，先后十余人成为他的无辜受害者，很快感染人数呈指数级上升，最终受累人群达到数万人，整个盆塘地区呈现丧尸一般的末日气氛，这就是电影的魅力。此时，一个无声胜有声的镜头，胜过了任何说教，对于公民的健康教育，尤其是孩子的健康教育而言，是一堂非常生动的医学科普课。

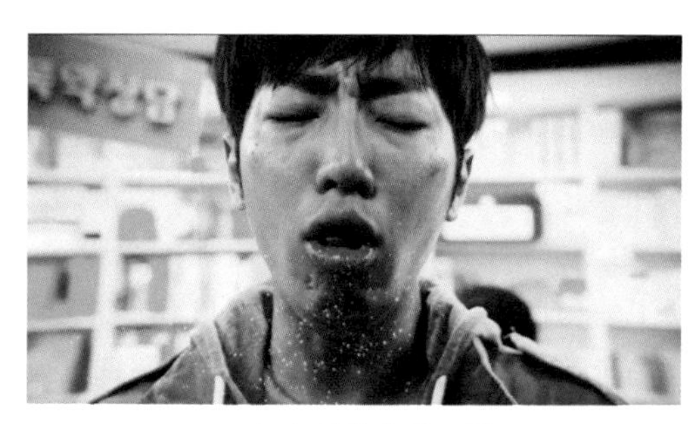

一次咳嗽喷出的飞沫

三、怎么办？

身处疫情当中，普通人通常会感觉自己犹如惊涛骇浪中的一叶小舟，任凭风吹雨打却也无能为力。的确，倘若疫情真的来临，个体能做的事情确实非常有限。总体来说，不外乎做好防护、注意隔离以及对症支持治疗。

（1）做好防护，最重要的就是戴口罩。电影给大家展示了多种口罩类型，从普通民众的棉布口罩到医护人员的防护口罩，种类繁多，应有尽有。第一例患者发病入院的时候，医护人员戴的还是普通医用外科口罩。这种口罩由三层无纺布组成，可过滤超过 80% 的飞沫核，适合在医疗环境中使用。随后，随着患者病情逐渐加重，女主角发现其症状体征与猪流感(甲流)类似，医务人员很快换上了 N95 医用防护口罩。这类口罩能够阻挡至少 95% 0.3 微米级别的微粒，具有较好的防护功能[2]。可惜此处影片有一个漏洞(bug)，就是部分医务人员的 N95 口罩有呼吸阀。呼气阀的设计很精巧，吸气时关紧，呼气时打开，如果要维护一个无菌环境，使用有呼气阀的 N95 明显是不合适的，因为佩戴者如果被感染的话极有可能呼出病原体传染其他人。接下来，随着剧情的进一步发展，医务人员除了戴帽子、口罩，又戴上了护目镜，可惜脸部仍有部分皮肤暴露在外，并未换上包括面罩在内的全包围式防护服。从防护安全角度来看，这可远比不上我们国家的新型冠状病毒肺炎防护装置。这里要澄清一个误区，女主角佩戴的所谓"呼吸器"，其实就是一个雾化面罩，并不具备任何防疫功能。因为电影需要让观众看到演员的表情，必须使用透明的"口罩"，所以只能采用一个雾化面罩作为道具。这种面罩由于下端和空气连通，未经过任何过滤装置，因此没有任何防毒作用。再接下来，经过媒体的新闻报道，普通民众也陆续戴上了口罩。不过由于资源有限，民众可选择的种类不多，比如女主角的女儿就只能戴上棉布口罩，这类口罩纤维孔径较大，只能阻挡 80% 的烟尘、粉末等 10 微米以上的大颗粒，对于 1 微米以下的飞沫核捕获率低于 20%，防护功能实在有限。然而影片中的这种棉布口罩上面居然也有一个呼吸阀，从防疫角度来看这种设计实在是多此一举！

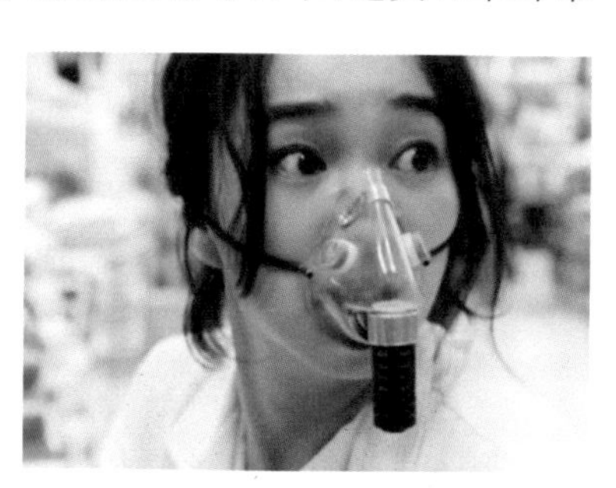

不起过滤防毒作用的"呼吸器"

（2）注意隔离，除了自我隔离，必要的时候也会采取区域性隔离。对于疑似和确诊患者进行隔离治疗，越早隔离，就能越早防止病情恶化和疾病扩散。隔离的本质是切断传播途径。虽然隔离的方法看起来不近人情，有时甚至是残忍，却是自古以来控制传染病扩散的有效措施。影片为我们展示了隔离盆塘地区后的众生百态，国与国之间、军队与平民之间、医学家与政治家之间，上演了各种斗争和人性的考验。

（3）对症支持治疗，简单说就是没有抗病毒的特效药，主要是对症处理，出现脏器功能损害或休克时，给予相应的支持治疗。对于重症患者，除了加强营养、血氧监测和呼吸支持外，还需防治继发细菌感染和其他并发症；如果病程在2周以内，及时给予患者恢复期血浆，有可能提高救治的成功率。因此，影片最后设计了一个非常冒险的欢喜结局（happy ending）：女主角为女儿注射了未经检测的幸存者血浆，小女孩最后不仅存活了下来，而且作为希望的种子，成功化解了这场危机。客观来说，这个结尾实在有点儿理想主义。采集治愈患者恢复期血浆用于重症患者的治疗方法自有一套严格的要求，包括检测、灭活、封装、无菌试验等一系列安全性检测和病毒灭活工艺。根据这次新型冠状病毒肺炎的报道，从采集血浆、检测合格到用于临床治疗，中间至少需要7天时间。因此，故事毕竟是故事，事实并没有这么简单。

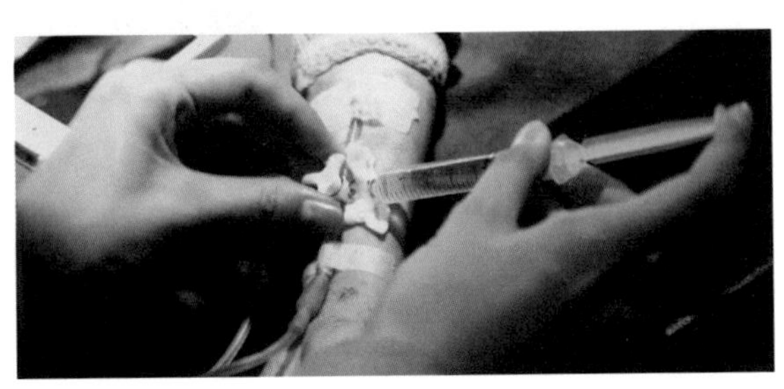

注射未经检测的幸存者血浆

电影带给我们的启示

电影《流感》拍摄于2013年，既有事实的影子，也有虚构的内容，有些地方值得我们学习研究，有些情节还不够专业严谨。从医学的角度观看这部电影，引导大家在观影过程中学习一些科普知识，避免我们在同样的地方跌倒第二次，是本文与大家分享的初衷。作为一名曾经的传染病工作者，这次没能亲自到达前线与同袍们并肩作战，内心觉得非常遗憾。然而，即使身处后方也有一种使命感，希望力所能及做些事情，比如健康教育，帮助大家做好防护、积极治疗以及理解一些卫生决策，也算是为打赢这场大役贡献一份自己的力量。传染病学是一门社会交叉学科，除了基础医学和临床医学，还和公共卫生、社会医学与卫生事业管理等多门学科的交叉融合。传染病是人和大自然的赛跑。人类每发现一种治疗传染病的办法，就会催生一种新的病原体变异。因此，传染病不会彻底消失，它只会隔一段时间在我们的生活中波动性出现。是时候加强传染病、公共卫生和预防医学的研究和投入了。传染病防治就像修筑堤坝，只有不间断地加固加高，才能迎接不定期的山洪暴发的考验。这是一件功在当代、利在千秋的事情，需要引起全社会的普遍关注。

参考文献

[1] 代慧，赵彬. 人呼出飞沫和飞沫核的运动传播规律[J]. 科学通报，2021，66(Z1)：493－500.

[2] 薛宇，叶蔚，张旭. 地铁车厢内病原体佩戴口罩对飞沫病毒传播抑制效果的模拟研究[J]. 建筑科学，2020，36(10)：114－118.

侦查员米尔斯医生
——电影《传染病》带你走近公共卫生医生

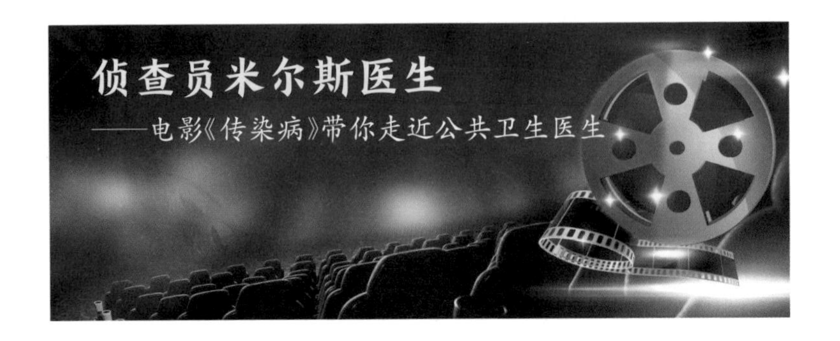

电影背景

中 文 名：传染病　英 文 名：Contagion
导　　演：史蒂文·索德伯格
编　　剧：斯科特·Z·本恩斯
主　　演：玛丽昂·歌迪亚/马特·达蒙/劳伦斯·菲什伯恩/裘德·洛/格温妮斯·帕特洛
制片国家/地区：美国/阿联酋
上映日期：2011-09-03(威尼斯电影节)/2011-09-09(美国)
又　　名：世纪战疫(港)/全境扩散(台)/传染
获奖情况：
第11届凤凰城影评人协会奖(2011)：最佳群像表演(提名)

提起侦查员，大家脑海中可能会浮现出影视作品中的英雄形象。他们孤身犯险，深入敌区后方，小心翼翼也排查各种蛛丝马迹，将重要情报冒着生命危险送到指挥员手中，最后配合我军大部队一举歼灭敌军。现实生活中，在我们的医疗战线也有这样的一群“侦查员”，他们在重大疫情暴发的时候，甚至在还不知道这是一种什么病、如何引起的、该怎样治疗的情况下，临危受命，深入疫情最前沿，寻找传染源和易感人群，探查疾病的传播方式和阻断办法，并以最快速度反馈给疫情控制指挥部门，为控制疫情扩散、制定防疫决策，打赢这场与传染病的战争发挥了重要作用。

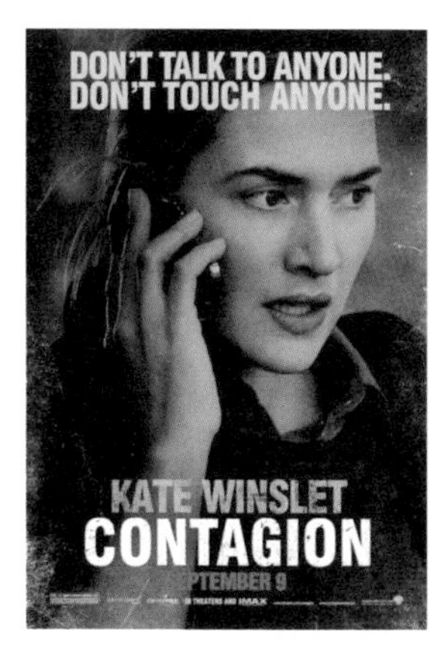

电影《传染病》海报

今天我们就以美国电影《传染病》中的米尔斯医生为例，带领大家一起了解这类医疗战线的侦察员——公共卫生医生。

一、米尔斯医生是何许人也?

米尔斯医生，美国传染病防治中心的一名普通工作人员，隶属于美国疾病控制与预防中心，受上级委派，赴疫情中心明尼苏达州进行传染病调查和防控工作。根据剧情推断，米尔斯医生应该是一名公共卫生医生，其工作职能主要包括：运用预防医学和流行病学方法，掌握疾病的分布规律，分析疾病的分布原因，提出疾病预防和控制对策，并参与防控措施的实施与评价。

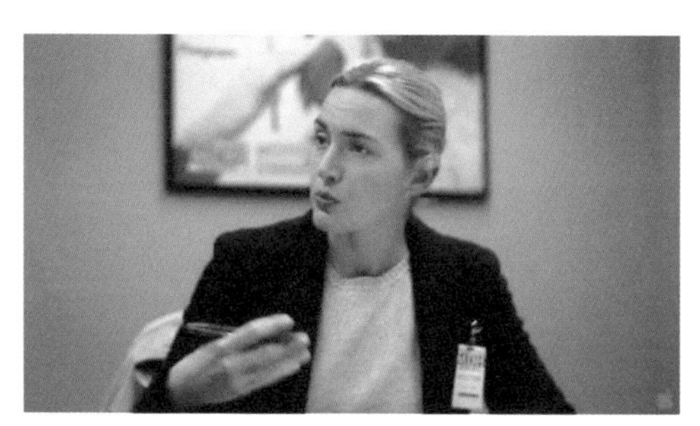
传染病防治中心工作人员米尔斯医生

二、为什么称米尔斯医生为侦查员？

当一次重大疫情来临的时候，我们通常需要“两条腿”走路。除了研究传染病的发病机制、临床表现、诊断和治疗方法，同时还需兼顾流行病学和预防措施的研究，做到防治结合。客观上来说，由于病原体变异等原因，明确发病机制和研发特效药物需要较长的一段时间，这个时候，及时阻断传播途径，控制疫情规模，就等于把握了整个“战争”局面的主动权。传染病的流行过程需要传染源、传播途径和人群易感性三个基本环节，三个环节缺一不可，切断任何一个环节都将终止疾病的流行。因此，当片中传染病暴发的时候，米尔斯医生临危受命，只身赴疫区中心开展工作，不得不承认，真是一位“明知山有虎，偏向虎山行”的尖刀连侦查员啊！

三、米尔斯医生的任务

米尔斯医生此行任务有二：一是隔离确诊人群，防止疫情的进一步扩散；二是调查所有和患者接触过的人，为测算基本传染数*（R0）和推断疫情规模做准备。R0 作为一个重要线索在影片中反复出现。最开始，米尔斯医生为消除卫生部官员的疑虑，为其科普了 R0 的基本概念，并警告这是一场新型病毒引发的传染病。此后，随着疫情的不断变化，R0 数字逐渐升高（由 2 上升到 4），提示传染病控制的难度越来越大。通过 R0 的介绍，电影为我们科普了为什么每一次疫情都可以预测感染人数的原因，也让我们对病毒

---

* 小知识

基本传染数（basic reproduction number），简称 R0，一种流行病学指标，指在没有外力介入、同时所有人都没有免疫力的前提下，一个人患病后能够传染其他多少个人的平均数。R0 是一个衡量病毒传播能力的参数，R0 数字越大，病毒传播能力越强。如：艾滋病 R0 值为 2～5，脊髓灰质炎在没有发明疫苗之前的 R0 值是 5～7。

FLU-1
SMALLPOX-3
POLIO-4/6
R0平均数(即R0
表示某个传染病患者将疾病传染给其他人的平均数)(如果小于1
传染病就会自己消亡 如果大于1 病毒会传播开来)

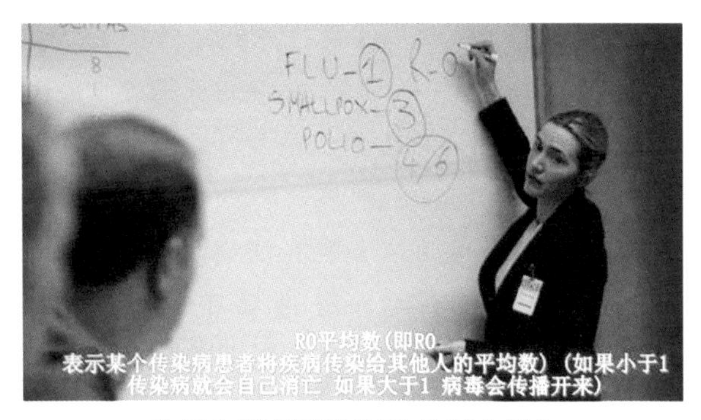

为卫生部官员科普 R0 的基本概念

和疾病充满敬畏。

四、米尔斯医生的侦查工作

片中传染病起病急，传染性强，可通过人与人之间的接触传播，主要症状以呼吸系统和脑炎表现为主，致死率高，是一种非常凶险的新型传染病。各种迹象表明，最先感染的 0 号病人可能就是死者贝丝。因此，米尔斯医生此行的主要任务就是针对贝丝的家人和朋友，大胆设想、小心求证，逐一排查谁是被贝丝接触过的感染者。侦查过程如同侦探探案，惊险刺激，引人入胜。

以下还原 AIMM 公司调查现场，调查对象均为贝丝的同事，从中可见米尔斯医生干脆利落的工作风格。

同事 A：我帮贝丝拆过一个快递包。
米尔斯：多久以前？
同事 A：好几天了。
米尔斯：排除！病毒不会在体外存活好几天。
同事 B：我和贝丝以前一起练瑜伽，最近还打了一个电话。
米尔斯：最近和她有接触吗？
同事 B：没有。

米尔斯：排除！打电话不会传染。

同事C：我和贝丝一起开过会，她好像动过我的杯子。

米尔斯：多久以前开的会？

同事C：10天。

米尔斯：排除！病毒不会等10天再发病。

最后一个同事D，据C介绍，曾让贝丝签署过文件，而且时间恰好是6天前！这个线索立即引起了米尔斯医生的强烈警觉！她立即电话联系D，遗憾的是，D已经出现了严重的流感样症状，更糟糕的是，他正乘坐公交车行驶在开往公司的路上！陡然间，气氛变得空前紧张！米尔斯医生指挥D："立即下车，不要靠近任何人，不要和任何人说话，不要触碰任何东西！"同时火速开车去接他，可惜的是，米尔斯医生的动作还是晚了一步，当她赶到时，D已经慢慢也闭上了眼睛。细思极恐的是，D在下车前曾经拉过公交车的扶手，出门前还抱过自己的孩子！

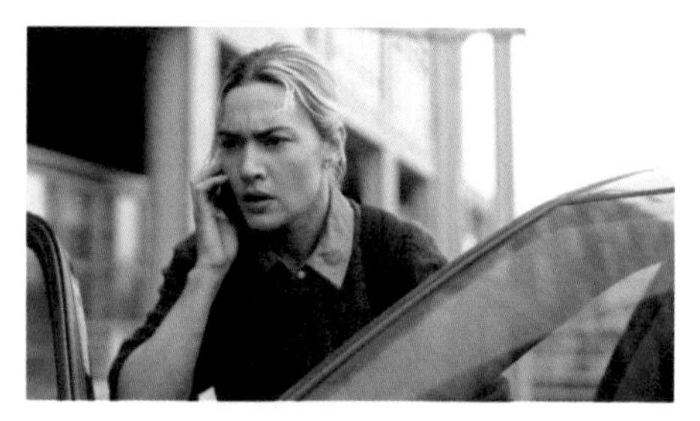

风风火火的米尔斯医生

五、米尔斯医生的运筹帷幄

根据传染病防治原则，发现传染源后需尽快隔离治疗，以防疾病进一步扩散。因此，米尔斯医生的另外一项重要工作就是将确诊者隔离起来，集中进行治疗观察。她选中了一个体育馆，指挥工作人员将其改造成一个可容纳 250 张病床（25 行×10 列）的临时医疗点，重症患者被安置在里侧，检疫分类被安排在场外，后勤部门设置在地下室。类似的场馆一共需要 4 个，24～48 小时内启用，预计能够容纳 1 000 人接受隔离治疗。

此情此景，大家是不是觉得有点眼熟？没错，这次新型冠状病毒肺炎疫情期间，武汉也将会展中心、体育场馆等改造为“方舱医院”，集中收治轻症患者。事实上，方舱医院始于 20 世纪 60 年代，最早由美军为适应越南战争的需要，率先将自给式可运输的野战医院投入战场中使用[1]。方舱医院装备通常由一系列具有不同医疗或技术保障功能的方舱组合而成，具有实施早期治疗的救治能力。近年来，随着信息技术和装备能力的不断发展，各国研制出类型各异、组成规模不同的方舱医院系统。除了军事用途，目前方舱医院更多应用于地震救援、传染病救治等非战争军事行动保障。与片中临时医疗点不同的是，我们现在的方舱医院功能更加齐全，包括医疗功能单元、病房单元及技术保障单元等，可开展紧急救治、外科处置、临床检验等多项任务。不过，从传染病防治的角度来看，这部拍摄于 2011 年的电影仍然值得我们学习和借鉴。

六、米尔斯医生的遗憾

战争是残酷的。人类和病毒的这场战争同样如此。经过数天不眠不休的战斗后，米尔斯医生终于倒下了。她开始咳嗽、头疼、厌食，职业侦查员的敏感性告诉她，自己可能生病了，果然，一测体温 38.8℃！米尔斯医生哭了，她连说了三遍：“不，不，不！”（no, no, no!）”无法接受这个事实。正当我们为她深感惋惜的时候，令人意想不到的一幕发生了。米尔斯医生一边抽泣着，一边拿起电话，开始联系酒店服务员：“我是 821 房间的米尔斯医生，请告诉我过去 24 小时清洁过这间客房的所有人姓名，还有今晚提供客房服务的服务生电话。”接下来，仍旧是抽泣着，她又拨通了上司的电话：“我想我是生病了……咽不下东西，头疼……我肯定传染给别人了，我该怎么办？……对不起，您要找其他人了，很遗憾，我没能完成工作。”此时，荧幕上的米尔斯医生不再是那个雷厉风行的女战士，她像一个做错了事情的孩子，委屈而又自责地啜泣着，晶莹的泪水令人心疼，也令人肃然起敬。

最终，米尔斯医生走了，她躺在自己亲手改建的方舱医院里，遗憾地离开了我们。弥留之际，她朦胧地听见旁边的患者喊“冷”，试图用最后一丝力气，将盖在自己身上的羽绒服向别人推过去。

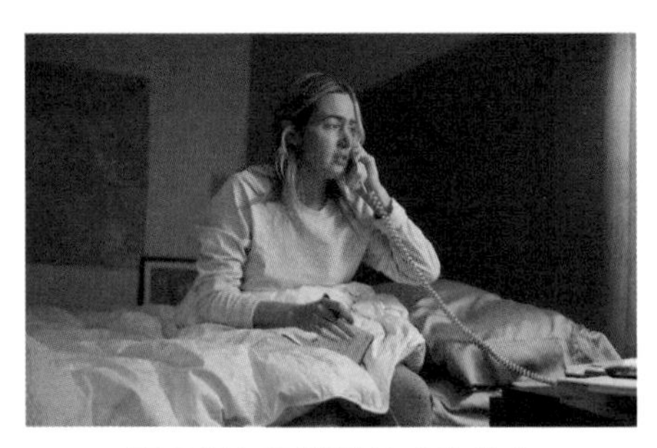

哭着通知可能被她感染的人

电影带给我们的启示

电影《传染病》中，米尔斯医生排查传染源、阻断传播途径、改造方舱医院，像一名女战士一样冲锋陷阵，给人带来勇气和希望。对比此次新型冠状病毒肺炎疫情，不难看出我国公共卫生人才现状存在的短板和问题。

公共卫生人员的职责与定位，处在临床和决策之间。疫情暴发的时候，临床医护负责治病救人，公共卫生人员负责获取信息，建立模型，提出应对策略，最后提交相关部门决策，两者相互配合，缺一不可。然而，现实情况下我国公共卫生专业人才缺乏，人才流失现象严重，公共卫生毕业生要么转行，要么从事慢性病防治研究，很少有人愿意从事传染病防控方面的工作。主要原因有两个方面：一是防控工作细碎繁杂，岗位工作待遇不高，很难吸引顶尖人才，同时由于从业人员没有处方权和决策权，即使发现了问题，也无法予以及时纠正，这些现状都极大抑制了公共卫生人员的工作积极性。二是随着社会的发展和疾病谱的变化，疾病类型由传染病向慢性病转变，大多数公共卫生的教学研究也随之调整到慢性病方向，这是社会发展的趋势，也是学科发展的客观现象。

然而，传染病并不会随着社会的发展而消失。尤其是突发传染病，对社会发展会造成极大的冲击和掣肘。因此，要想建立一个更加完善的公共卫生防疫体系，培养并留住更多优秀的公共卫生人才，需要我们的职能部门从政策上、供应保障上、教育资源上予以更多倾斜和支持。如何指导培养公共卫生实用型人才，尤其是应对突发公共卫生事件的专业人才；如何牵引开展传染病防控方向的教育研究；如何完善公共卫生人员的激励机制、改善福利待遇；如何增加公共卫生服务设施的投入，提高公共卫生领域的供给质量，这些都是亟待我们思考的问题[2]。

让我们感到欣喜的是，2020 年 2 月，习近平总书记针对我国公共卫生发展的现状，做出了《全面提高依法防控依法治理能力，健全国家公共卫生应急管理体系》的重要指示，强调“要健全公共卫生服务体系，加强公共卫生队伍建设。”这必将促进我国公共卫生人才培养体系及公共卫生应急管理体系的良好发展。

参考文献

[1] 孙景工，谭树林，张晓峰. 外军方舱医院的发展现状及对我军的启示[J]. 医疗卫生装备，2011，32(09)：75 – 77.

[2] 江宇，刘璇，岳和欣，等. 新型冠状病毒肺炎疫情下的中国公共卫生体系改革建议与思考[J]. 中华疾病控制杂志，2021，25(04)：472 – 477.

艾丽医生和疫苗
——电影《传染病》带你了解疫苗是如何产生的

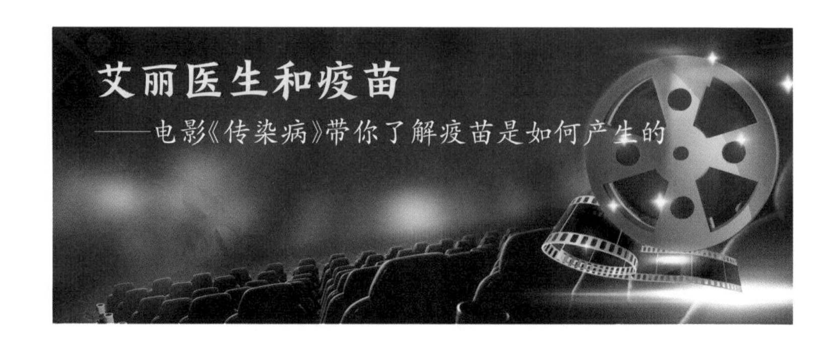

电影背景

中 文 名：传染病　英 文 名：Contagion
导　　演：史蒂文·索德伯格
编　　剧：斯科特·Z·本恩斯
主　　演：玛丽昂·歌迪亚/马特·达蒙/劳伦斯·菲什伯恩/裘德·洛/格温妮斯·帕特洛
制片国家/地区：美国/阿联酋
上映日期：2011－09－03(威尼斯电影节)/2011－09－09(美国)
又　　名：世纪战疫(港)/全境扩散(台)/传染
获奖情况：
第11届凤凰城影评人协会奖(2011)：最佳群像表演(提名)

当一次重大疫情来临的时候，我们通常需要“两条腿”走路。除了研究传染病的发病机制、临床表现、诊断和治疗方法，同时还需要兼顾流行病学和预防措施的研究，做到防治结合。目前，我国新型冠状病毒肺炎的防治工作已经进入了一个新的阶段。随着确诊人数的不断下降和治愈人数的稳步上升，较之以前的焦虑和恐慌，大家更关心的问题可能是：疫情还会重来吗？除了戴口罩和勤洗手，还有没有更好的保护我们的办法？这个时候，传染病的预防，尤其是易感人群的保护就显得尤为重要，而接种疫苗无疑是保护易感人群最好的办法。疫苗是用各类病原微生物制成的用于疾病预防的生物制品。我们从小到大接种过很多疫苗，可是疫苗是怎么研发出来的却少有人知道。今天，我们就以电影《传染病》为例，跟随片中艾丽医生的故事，和大家一起了解疫苗是如何产生的。*

《传染病》是2011年导演史蒂文·索德伯格执导的一部美国电影，与其说是一部惊悚灾难片，不如说是一部具有现实主义意义的科教片。影片描述了一种新型致命病毒在几天内席卷全球的故事。由于某公司深夜非法伐木，惊飞了一群蝙蝠，蝙蝠飞进猪圈，掉下去一截吃剩的香蕉，猪吃完香蕉后经屠宰处理被送进厨房，大厨在处理生猪后未洗手就与某公司高管握手，于是一种新型病毒开始在全世界蔓延。为了控制疫情发展，美国卫生部和疾病控制与预防中心（Centers for Disease Control and Prevention，简称CDC）同时派出了两支队伍，一支负责寻找传染源和阻断传播途径，另一支负责研发疫苗保护易感人群。

于是，艾丽医生登场了。艾丽医生，CDC的一名病毒研究专家，工作地点位于CDC生物安全四级实验室。因其一贯踏实肯干的工作态度，艾丽医生被委以重任，负责从0号病人贝丝的血液样品中提取病毒并制作疫苗。生物安全四级实验室是全球生物安全最高等级的实验室。影片中，一个又一个空气过滤器，一层又一层安全防护门，负压状态的生物安全柜以及严格区分的更衣区、过滤区、缓冲区、消毒区和核心区，为我们解释了何为最高生物安全等

---

* 小知识
疫苗分为减毒活疫苗、灭活疫苗、抗毒素、亚单位疫苗（含多肽疫苗）、载体疫苗、核酸疫苗等，本文介绍的是减毒活疫苗。

级的实验室配置，与此同时，艾丽医生穿着太空服一样的正压防护服，坐在生物安全柜前小心操作，也暗示这份血液样品中存在某种不明病毒，可能会对人体具有某种难以预测的危险性。*

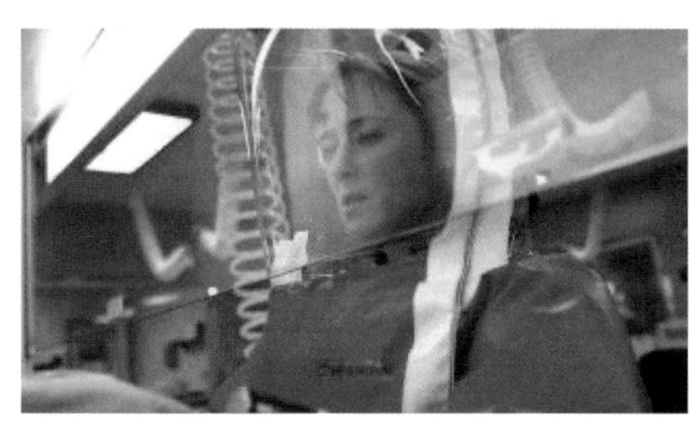

艾丽医生在生物安全柜前操作

经过化验分析，艾丽医生发现贝丝血样中的病毒果然是一种新型病毒！多形性、类似糖蛋白的突起结构，单从形态学上无法判定它是何种病毒。更可怕的是，该病毒与血样中所有的抗体均不能发生交叉反应！可以想象，贝丝的免疫系统一定是被它弄疯了，其结果只能是不断增强自身免疫，最终暴发脑炎死亡。

幸运的是，在另一位资深研究者萨斯曼教授的帮助下，该病毒被确认为一种典型的副黏病毒，而且病毒序列已经发生了突变！这个发现意味着该病毒单链的 RNA 结构极易发生变异。与此同时，艾丽医生通过模拟病毒和人类宿主结合的模型，发现病毒能够与人类神经和呼吸系统的受体结合。变异快，致死率高，特异性结

---

* 小知识

依据实验室密封程度不同，国际上将生物安全等级分为 1～4 四个级别，级别越高，安全性越高。因此，生物安全四级实验室是全球生物安全最高等级的实验室，适用于检测通过气溶胶传播或者传播途径不明、目前尚无有效治疗或预防方法、对于人体具有高度危险性的致病微生物及其毒素。例如，中国科学院武汉国家生物安全实验室就是我国首个运行的生物安全四级实验室。

合人脑和呼吸系统，而且没有特效药物治疗，这真是一种难搞的超级病毒！此时艾丽医生感觉肩上的担子更重了。

病毒分离完成后需要在细胞内培养扩增，以便建立病毒种子库为后续的疫苗试验做准备。然而，一波未平，一波又起。这些分离出来的病毒成功杀死了所有的培养细胞，无论是猪还是鸡，都无法成为繁殖病毒的宿主细胞。研究被迫终止，艾丽医生再次陷入了一筹莫展的境地。幸好万能的萨斯曼教授再次出现，他用蝙蝠胚胎细胞帮助艾丽医生解决了难题。也就是说，病毒能够在蝙蝠胚胎细胞中培养繁殖！这正好又验证了艾丽医生的新发现：贝丝血样中分离出来的病毒含有猪和蝙蝠的碱基序列！从病毒起源的角度来看，这是一个重大发现，似乎一条暗示病毒来源的线索正在渐渐露出端倪。

找到合适的宿主细胞后，接下来就要筛选“弱毒株”。细胞传代过程中病毒会产生变异，可能毒力增强，也可能毒力减弱，而艾丽医生要做的，就是筛选出既不会让人感染，又能引起人类免疫应答的病毒，也就是“弱毒株”[1]。为了观察安全性和有效性，每代都要进行动物（猴子）实验，其目的是筛选出可以和猴子的细胞共存的弱毒株。

时间一天天过去，随着死亡人数的不断增加，病死率上升到了25％～30％，可是艾丽医生的工作却一直没有明显进展，猴子一批批死去，始终却不见弱毒株出现。美国疾控中心倍感压力，不断追问艾丽医生疫苗研发的进展如何。艾丽医生冷静而又客观地回答：现在即使有了可靠的疫苗，也要先进行临床试验，然后还要政府审批、厂家生产、物流运输、人群接种培训，这些至少需要几个月时间……

仔细琢磨艾丽医生的回答，我们可以咂摸出两点重要信息。一是合适的疫苗可能已经找到了。当镜头快速扫过笼子里那只幸存的猴子时，影片似乎在暗示我们：第 57 号疫苗可能就是一直在寻找的弱毒株！然而，这毕竟只是临床前的动物实验，关于人体安全性和有效性的临床试验目前还未开展，疗效还不确定，这是艾丽医生想要表达的第2层意思。可是，时间已经不等人了，多等一天就会有更多人死于这场疾病。于是，当天晚上，艾丽医生做出了一个勇敢而又冒险的决定！——为自己接种第57号疫苗，将自己作为临床试验对象，亲测疫苗有无保护性作用！由于父亲也已感染了该病毒，艾丽医生将这次试验选在了父亲的病房。*

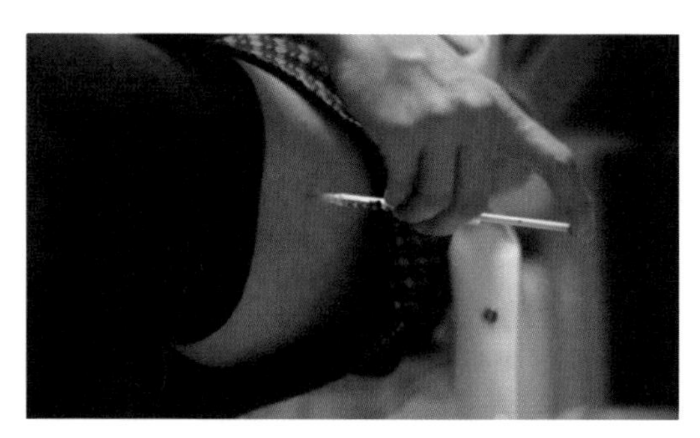

艾丽医生为自己注射疫苗

让我们通过他们之间的对话进一步来了解这对父女吧！

父亲：你为什么会来？

艾丽：爸，你给我讲过马歇尔医生的故事。我在测试疫苗效果。

---

*小知识

通常来说，疫苗临床试验分为四期。Ⅰ期评价安全性，观察对象为健康成年人；Ⅱ期评价有效性，观察目标人群接种疫苗后能否产生保护性抗体；Ⅲ期评价疫情发生情况下，疫苗对接种人群的免疫保护效果和安全性；Ⅳ期评价疫苗注册上市后的安全性和有效性。由于疫情严重、时间紧急，艾丽医生在未验证安全性和有效性的情况下，跳过Ⅰ期和Ⅱ期临床试验，直接进入Ⅲ期免疫保护效果观察，实属为科学献身的冒险行为。

父亲：这样做太冒险，你不应该这样做！

艾丽：你是因为坚守岗位，照顾患者，直到最后一刻才得病的。你天天都在冒险，我为什么不可以？

父亲：可是马歇尔后来获得了诺贝尔奖。

提到诺贝尔奖，父女一同笑了起来。这个故事既是父女之间的温情回忆，又是两代医者心照不宣的医学追求。父亲作为临床医生，一直坚守在抗击疫情的第一线，直到自己染病倒下，而父亲的身体力行，包括他对艾丽医生的教育，在女儿心灵深处留下了深深的烙印，这也是艾丽医生为什么敢于以身试毒的深层原因。分别前，女儿深情地吻了父亲的额头，好像在说："相信我，我们都会好的！"而父亲含着眼泪点头笑着，是理解，是信任，是心疼，是欣慰，更像是在说："我为你感到骄傲！"*

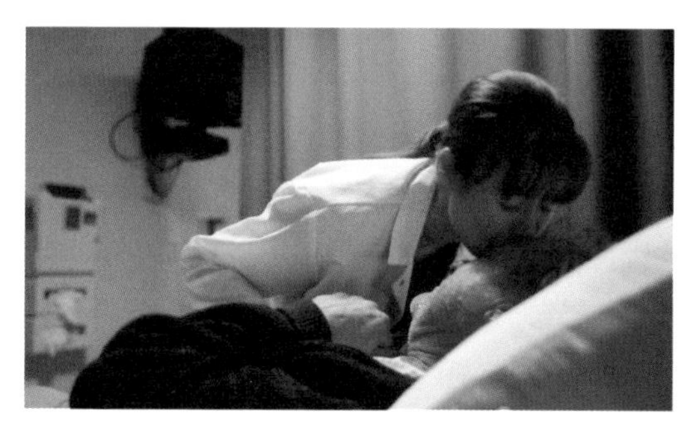

父女之间的信任与爱

* 小知识
幽门螺杆菌假说刚被提出的时候遭到了科学界的质疑，大家不相信能有细菌生活在酸性很强的胃酸里面。为了让人们相信这个理论，马歇尔服用了试管里面的细菌并在不久后罹患胃溃疡，而后使用抗生素治愈了胃溃疡。为此，马歇尔与沃伦共同获得了 2005 年诺贝尔奖生理学或医学奖。

最终,艾丽医生的临床试验获得了成功,此后政府加快审批,工厂批量生产,90天后,第一批减毒疫苗分发到了易感人群手中。当然,疫苗真正的研发过程还有很多环节,程序更复杂,耗时更久,包括动物实验和临床试验的样本量也远远超过了影片中的情节,绝非一次试验成功就能运用在人体身上的。本文仅就部分和影片有关的情节进行介绍,其余部分不再赘述。

电影带给我们的启示

电影《传染病》中的疫苗研制成功了,全世界的易感人群为此得到了惠及和保护。毋庸置疑,疫苗接种是预防传染病的有效方法,但它只是控制传染病流行的环节之一,还需和控制传染源、阻断传播途径协同发挥作用。然而,在人类现有行为模式的前提下,即使研发成功了一种新的疫苗,就能预防下一次传染病的暴发吗?答案当然是否定的。

电影《传染病》给我们讲了一个故事。但在现实世界中,这个故事却能找到些许与它重合的影子:尼帕病毒,一种新出现的人畜共患RNA病毒(可由动物传播给人类的病毒),属于副黏病毒科的一种新的类别。1999年,马来西亚暴发的尼帕脑炎,就是由携带尼帕病毒的狐蝠传染给猪,猪传染给人而引起的严重传染病,特征表现为脑炎或呼吸系统疾病[2]。对照影片中的情节,有没有感觉细思极恐?随着人类社会活动范围的不断拓展,人与自然的共生关系遭到了严重破坏。影片中传染病始于人类砍伐森林,结果因果循环,造成了人类自己巨大的灾难。正如19世纪德国著名的病理学家魏尔啸所言:"流行病的发生既有生物学因素和其他自然因素的影响,同时也有社会、经济和政治的原因。疾病流行从本质上来说是社会和文化在某段时间内失调的现象。"从这个视角来看,电影《传染病》更像是给我们每个人都打了一支疫苗,它在提醒我们,传染病的发生可能与我们每一个人有关。希望这支疫苗能让我们所有人有所敬畏，有所警醒，重新审视人与自然的共生关系，早日建立人与自然和谐共处的生态免疫力。

参考文献

[1] 戈胜强，张潇月，吕艳，等. 非洲猪瘟病毒细胞传代致弱株研究进展[J]. 中国动物检疫，2021，38(06)：76-81.

[2] 陈军，卢洪洲. 一种新出现的人畜共患传染病——尼帕病毒脑炎的研究进展[J]. 诊断学理论与实践，2008(05)：563-566.

珍妮得了什么病？
——电影《阿甘正传》带你走近艾滋病

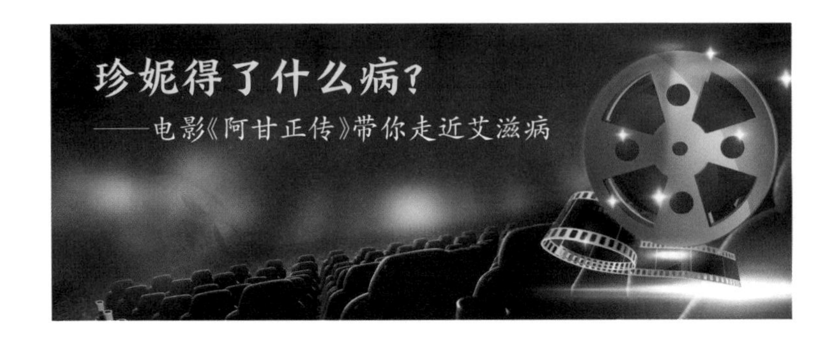

电影背景

中 文 名：阿甘正传　英 文 名：Forrest Gump

导　　演：罗伯特·泽米吉斯

编　　剧：艾瑞克·罗斯/温斯顿·格鲁姆

主　　演：汤姆·汉克斯/罗宾·怀特/加里·西尼斯/麦凯尔泰·威廉逊/莎莉·菲尔德

制片国家/地区：美国

上映日期：1994-06-23(洛杉矶首映)/1994-07-06(美国)

又　　名：福雷斯特·冈普

获奖情况：

第67届奥斯卡金像奖(1995)：最佳影片，最佳导演罗伯特·泽米吉斯，最佳男主角汤姆·汉克斯，最佳改编剧本艾瑞克·罗斯，最佳摄影(提名)唐·伯吉斯，最佳剪辑阿瑟·施密特，最佳视觉效果斯蒂芬·罗森包姆/肯·拉斯顿/George Murphy/艾伦·霍尔

第48届英国电影学院奖电影奖(1995)：最佳影片(提名)，最佳导演(提名)罗伯特·泽米吉斯，最佳男主角(提名)汤姆·汉克斯，最佳女配角(提名)莎莉·菲尔德，最佳特殊视觉效果江道格/肯·拉斯顿/斯蒂芬·罗森包姆/乔治·墨菲/艾伦·霍尔

第19届日本电影学院奖(1996)：最佳外语片(提名)

第16届中国电影金鸡奖(1996)：最佳外国影片译制奖

电影《阿甘正传》是导演罗伯特·泽米吉斯 1994 年执导的一部美国电影，豆瓣评分 9.5 分，共计 232.7 万人观看过。

电影讲述了阿甘虽然先天智力低下(智商只有 75)，但在妈妈的鼓励下，执着追求，自强不息，最终“傻人有傻福”，成为橄榄球巨星、越战英雄、乒乓球外交使者、亿万富翁的励志故事。其中，珍妮是阿甘的一生挚爱，无论阿甘取得何种成就，他对珍妮始终念念不忘。可惜最后虽然有情人终成眷属，但珍妮却在婚后不久因病去世，只给阿甘留下了一个男孩和无尽的思念。

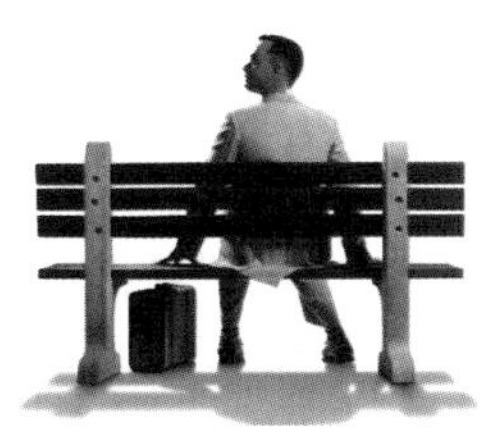

电影《阿甘正传》海报

珍妮的离去让人惋惜，她到底得了什么病？根据阿甘所处的历史年代和珍妮的行为表现，我们推断，珍妮可能得了艾滋病。为什么会有这样的推论呢？今天，就让我们跟随电影《阿甘正传》的故事情节一起走近艾滋病。

一、历史背景

电影《阿甘正传》的伟大之处在于通过主人公的成长历程串联起美国诸多重大历史事件。珍妮生于 1945 年，卒于 1982 年，青年时期为 20 世纪 60—80 年代，正好是艾滋病被发现的那一段时间。

根据文献报道，1976—1977 年在中非扎伊尔、赞比亚及卢旺达地区就相继发现了类似今天艾滋病的病例，但当时由于只是散发，并没引起人们足够的重视[1]。1981 年 6 月，美国洛杉矶加州大学医学中心报告了 5 例卡氏肺囊虫肺炎患者，其中部分患者合并巨细胞病毒感染。同年 7 月美国疾病控制中心又报告了 26 例患有罕见卡波西肉瘤的患者，由于这些患者均具有机会性感染、恶性肿瘤、淋巴细胞数下降、T 细胞抗原反应性下降或消失等共同特征，于是，获得性免疫缺陷综合征[简称艾滋病(AIDS)]的概念就被提了出来，并被进一步证实可通过性接触、污染的血液或血液制品和母婴垂直传播。1983 年法国巴斯德研究所发现了淋巴腺病相关病毒(LAV)；1984 年美国国立卫生研究院分离出人类嗜 T 细胞病毒Ⅲ(HTLV-Ⅲ)，美国旧金山加州大学分离出艾滋病相关病毒。由于这 3 种病毒在形态学、核酸序列、蛋白结构以及细胞嗜性等方面均有相同特性，1986 年，国际微生物协会及病毒分类学会将这 3 种病毒统一命名为人类免疫缺陷病毒(HIV)。至此，艾滋病逐渐进入人们的生活并成为了 20 世纪影响人类健康的重要疾病之一。

二、诊断依据

艾滋病的诊断需要结合流行病学史，包括静脉注射毒品、不安全性生活史等，以及临床表现和实验室检查综合分析。

影片中的珍妮是一名女嬉皮士，有多个性伴侣，性生活开放，有吸毒史，长期过着反传统的流浪生活。当她在小剧场赤裸着身体弹唱鲍勃·迪伦的 *Blowing In The Wind* 时，一方面折射出嬉皮士“性解放、摇滚乐和反战争”的三大特征，另一方面也暗示了嬉皮运动带来的社会隐患，比如性解放促进性传播疾病的广泛流行，吸毒带给年轻一代的身心摧残等。在这样的时代背景下，珍妮是极有可能成为艾滋病高危人群的。电影为我们展示了一幕珍妮和男友吸食完毒品后的场景：某个百无聊赖的夜晚，男友注射完毒品后目光呆滞，一幅失魂落魄的样子，珍妮望着镜子里容颜憔悴的自己，痛苦万分，爬上阳台想要结束自己年轻的生命。尽管我们对于珍妮想要自杀的原因并不完全了解，也许是对自我放纵的后悔，也许是对未来生活的迷茫，但有一点可以肯定的是：吸毒后会加重心情抑郁，甚至产生厌世情绪和自杀倾向。这种悲观情绪在吸毒人群中经常发生，也从侧面反映了珍妮在吸毒的漩涡中越陷越深，距离被 HIV 感染的危险越来越近了。

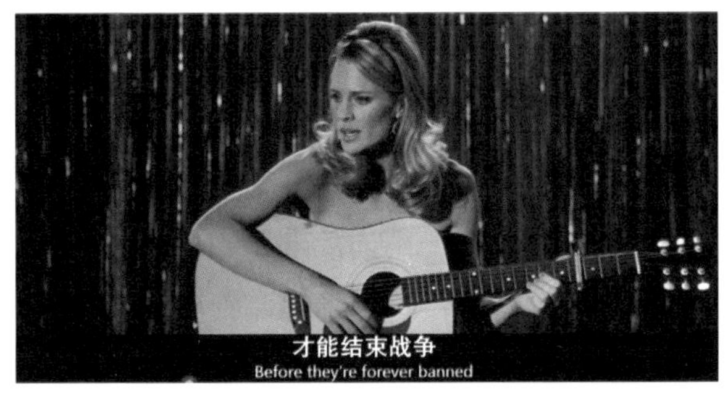

珍妮弹唱鲍勃·迪伦的 *Blowing In The Wind*

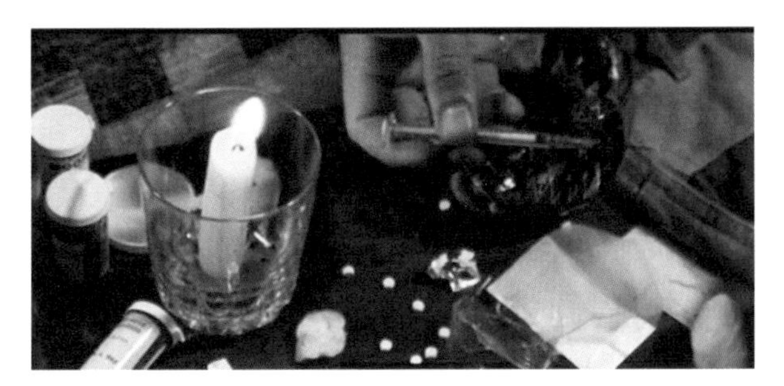

静脉吸毒后的注射器

果然，当阿甘终于找到珍妮并准备和她一起共度余生时，珍妮告诉他“我感染了某种病毒，医生不知道是什么病，也不知道如何治疗。”珍妮去世于 1982 年 3 月，距离阿甘找到她的时间不超过 1 年(阿甘于 1981 年 3 月里根总统遇刺后收到珍妮的来信并与她重逢)。从见面、举办婚礼到病情加重、去世，珍妮的病情变化非常之快。事实上，当时艾滋病确实没有有效治疗，直到 1996 年美籍华裔科学家何大一发明了“鸡尾酒疗法”(HAART)，通过 3 种或 3 种以上的抗病毒药物联合治疗，艾滋病的治疗才有了较大突破。

因此，综合以上时代背景、多个性伴侣、不安全性史、吸毒史，曾经感染过某种未知的病毒（HIV 确认于 1986 年），发病快，发病后无特效药物治疗等多个依据，我们初步诊断珍妮患上了艾滋病。

三、观众最关心的问题

假若珍妮真的患了艾滋病并发病去世，观众们最关心的问题恐怕就是：阿甘和他们的孩子也会患病吗？接下来，就让我们结合剧情继续从医学的角度分析一下阿甘和他的儿子会得病吗？

（一）阿甘会得艾滋病吗？

首先让我们了解一下艾滋病的性传播途径。HIV 存在于血液、精液和阴道分泌物中，唾液、眼泪和乳汁中也含有一定 HIV。性接触传播是艾滋病主要的传播途径之一，与发病有关的因素包括：性伴侣数量、性伴侣感染阶段、性交方式和性交保护措施。

珍妮是阿甘的一生挚爱，同时由于阿甘智力低下的原因，他可能也不会讨其他女孩子的欢心，因此阿甘的性伴侣应该只有珍妮一个人。电影中也没有表现阿甘与其他人有过性行为的情节。

性伴侣感染阶段是讨论阿甘是否会被感染的关键。分析这个因素之前我们先要厘清几个关键时间点，这对明确珍妮的感染阶段非常重要。1981 年阿甘和珍妮重逢并结婚，在此之前阿甘经历了 3 年零 2 个月的跨美长跑，长跑的前一天也就是 1978 年阿甘和珍妮发生了第一次性关系。虽然从时间上来看，艾滋病病例首次报道于 1981 年，但由于艾滋病的潜伏期和无症状期长达数年，电影也未给出更多细节，因此，1978 年珍妮的患病状态就存在两种可能性。一是珍妮并未染病，那么阿甘自然也就安全。二是珍妮处于潜伏期或无症状期，尤其是无症状期，虽然不会表现出明显临床症状，但 HIV 在其体内还是会不断复制并具有传染性，因此阿甘也会存在被感染的风险，而且当时他们没有采取任何保护措施，因为这次亲密接触之后，珍妮就有身孕了。

不过，阿甘确实是傻人有傻福。有文献报道，就病毒载量而言，无症状期感染者体内的病毒致病能力明显低于出现临床症状的艾滋病患者[2]，这也是同一个 HIV 感染者在不同阶段的传染性不同的原因。珍妮在无症状期只与阿甘发生过一次性行为，3 年重逢后虽然进展到了艾滋病期，但按照常理推测，她与阿甘发生性行为的可能性应该很小（谁会忍心传染一个真正爱自己的人呢?）。因此，总体来说，阿甘接受 HIV 病毒考验的概率不大。*

另外，从性交方式来看，有文献报道艾滋病男性患者较之女性患者更容易使其性伴染上 HIV[3]。这是因为 HIV 病毒在精液中的含量（100 万～1000 万/ml）远高于阴道分泌物，同时，病毒通过性接触导致的细微破损致病，而女性阴道在性交过程中更容易发生黏膜破裂。

还有一个最重要的因素，就是阿甘一直身体健康（可能与其长期坚持跑步有关），即使有少量 HIV 进入体内，估计也会被他的免疫系统迅速清除掉。

因此，总体来看，阿甘虽然和珍妮发生过性行为，但鉴于珍妮当时体内病毒载量不高、性生活次数不多、阿甘身体健康且只有珍妮这一个性伴侣等综合因素，初步推断阿甘在一定程度上存在被

---

* 小知识

艾滋病潜伏期为 HIV 侵入人体后到出现临床症状之前的那一段时间，平均 8～9 年，短则数月，长则 15 年。艾滋病的临床分期分为急性期、无症状期和艾滋病期。急性期通常发生在初次感染 HIV 后 2～4 周，临床症状轻微，持续 1～3 周后缓解。无症状期可由急性期进入此期，或无明显的急性期症状而直接进入此期，通常为 6～8 年。艾滋病期为 HIV 感染的终末期，主要表现为发热、消瘦、淋巴结肿大及精神症状等 HIV 相关症状，各种机会性感染及肿瘤。

感染的风险，但风险程度不高。*

（二）阿甘的儿子会得艾滋病吗？

接下来让我们了解一下艾滋病的母婴传播途径。感染 HIV 的母亲可以通过胎盘、产道和哺乳方式将病毒传给孩子。1988 年的一项美国研究显示：血清阳性母亲所生婴儿的 HIV 感染率达到46%[5]。这种现象与当时临床上没有有效的母婴传播干预措施有关。假若珍妮在离开阿甘之后并没改变自己的生活方式，怀孕或者哺乳期间感染了 HIV，那么，阿甘的孩子（以下简称小甘）被母亲感染的可能性还是较大的。

不过，也有研究发现，母婴传播的风险和母亲怀孕时是否有艾滋病症状以及是否静脉吸毒有关[5]。根据珍妮产后能够找到工作独立抚养小甘的情节，我们推断怀孕期间珍妮应该还没有进入艾滋病症状期。另外，影片也没提示珍妮怀孕后继续吸毒的情节，因此，小甘的危险性貌似又降低了一点点。

然而，如前所述，艾滋病存在较长时间的潜伏期和无症状期，时间长短与感染病毒的数量、病毒类型、感染途径、机体免疫状况、个体差异、营养卫生条件和生活习惯等因素有关。小甘暂时看起来聪明健康，但却不能确保其今后会不会发病。一份 1988 年美国、欧洲和意大利的联合研究结果显示：母婴传播感染者的预后较差，其中只有 1/3 幼儿在 2 岁前未表现出艾滋病症状，但检查结果

---

* 小知识

与 HIV 感染者性交是不是 100%会被感染？有学者曾做过一个研究[4]，对于中国河南河北农村地区 87 对至少一方 HIV 阳性、有稳定婚姻关系、年龄在20～50 岁的夫妻进行调查，结果发现只有 7 对夫妻是一方先感染 HIV 后通过性传播导致对方感染的，也就是发生 HIV 性传播的夫妻只占全部有性传播危险夫妻的 11.1%，这个研究对于本文观点有一定支撑作用。不过，虽然与HIV 感染者性交不是 100%会被感染，但仍属于高危行为，尤其是男男同性性交以及和男性患者异性性交，更需要加强个人防护。

仍然强烈提示 HIV 感染的存在[5]。这项不太乐观的研究结果又让我们为小甘的未来捏了一把汗。

因此，总体来说，小甘感染 HIV 的可能性大于阿甘，正如片尾那片飘浮在空中的白色羽毛，小甘的命运充满了未知的危险和不确定性。

电影带给我们的启示

珍妮年轻时叛逆放纵，可能通过吸毒、性传播感染了 HIV，她的孩子也有可能成为一名艾滋病患者。令人遗憾的是，虽然近年来艾滋病预防工作取得了较大进展，HIV 新发感染数量整体呈现下降趋势，但 15～24 岁的年轻群体感染率却在逐年增长，这种现象引起了全社会的广泛关注。为什么年轻群体的感染率会上升？主要原因与这个年龄的人群对于艾滋病传播途径等疾病预防知识落后于其他人群有关。因此，如何针对年轻人群体开展艾滋病预防宣教成为防艾工作的重中之重。

首先，吸毒是年轻人绝对不能触碰的红线。学校、家庭、社会要从小教育学生远离毒品，牢牢守住健康底线，坚决抵制某些人不良居心的诱惑，不要因为好奇心、好面子就轻易尝试毒品，因为这样做的后果极有可能会毁掉自己的一生。

其次，关于性教育。15～24 岁的年轻人大多为在校高中生或大学生，性冲动活跃，性心理发育不成熟，对于两性生活充满好奇、憧憬、害羞甚至害怕等复杂情绪。因此，性教育不能简单粗暴地以一句“坚决不允许”来解决所有问题，需要我们结合年轻人不同阶段的成长特点，采取不同维度、更有温度、更加灵活的方式开展教育。

对于高中生，他们对“性”的态度主要是好奇。尽管学校开设了生理卫生课，但在我国传统观念的影响下，学生们对于两性知识的了解仅仅停留在文字、图谱等书本知识层面，真正的性生活对他们而言犹如“雾里看花”，看不清，也说不明。然而，青春的萌动始终存在，随着身心的不断发育，男女之间必然产生相互吸引，这个时候，如何正确引导学生了解两性知识就应该由家长来承担更多责任。建议采取和孩子一起聊天、观看电视节目、阅读书籍等方式，将性话题作为一个正常的家庭话题进行探讨，对于电视中出现的亲密镜头无需刻意回避，如果孩子提问就予以客观回答，无需搪塞话题，更无需“谈性色变”，要让孩子形成一种“性行为是每个人都会经历的、人类繁衍后代正常行为”的健康概念。通过公开透明的健康教育减轻年轻人对于“性”的过度好奇，帮助他们充分了解性行为的意义，从而减少他们在冒险尝试中犯下大错的机会。

对于大学生，性生活的需求一部分出于爱情，一部分则是对现实生活的逃避。

当前大学生的性观念趋于开放化。根据我国成都地区的一项调查结果显示：22.87%的在校大学生发生过性行为，其中只有59.10%使用了安全套，部分学生甚至存在多性伴行为[6]。恋爱过程发生性行为可以理解，但年轻人对于无保护性行为认识不足的现状却令人担忧。从个人防护的角度出发，保持固定的性伴侣、避免高危性交方式、使用安全套是预防艾滋病的必要措施。其中，全程、正确使用安全套是预防包括艾滋病在内的各种性传播疾病最有效最安全的方法之一。记得意大利电影《完美陌生人》中有一个情节：女儿咨询父亲要不要去男友家过夜，父亲并没有给出一个肯定或否定的答案，而是告诉她：“这是你人生中的一个重要时刻，是你会铭记一生的事情。如果你以后想起，无论何时回想起来，这件事都会让你嘴角带笑的话，你就去做吧！但如果你并不这么认为或者不太确定，那就忘掉它吧。因为你还有大把的时间。”更让人意想不到的是，父亲在女儿临走前塞给她了一盒避孕套！虽然我们的家长可能做不到像这位父亲一样开明，但教育子女的义务却是一样的，我们也有责任告知甚至指导他们如何保护自己，尤其是恋爱中的女生，不要像影片中的珍妮那样，为了爱不顾一切，最终葬送了自己的健康和幸福。

另外还有一些年轻人因为内心迷茫或者出于现实生活的不满，通过性行为逃避现实。电影《阿甘正传》中，珍妮代表的就是一群梦想破灭的叛逆青年，通过各种反传统的性爱形式，追求快感，摆脱苦恼，实现所谓的与“传统”对抗。同样，今天我们也会面临很多个人无法解决的社会问题。当问题出现时，是以遁世的方式对社会做出消极反抗，还是以入世的态度不断努力，哪怕只是改变一点点，答案显而易见。这个时候，我们的学校和社会就需要多做一些事情，除了引导他们更加理性客观的看待问题，建立积极的人生观、价值观，还要更加关注他们的身心健康，建立良好的心理疏导方式，而不是用极端的方式发泄自己，甚至伤害自己也不自知。

艾滋病防控和治疗经历数十年的努力已经取得了长足的进步。然而，根据国家卫健委最新统计显示，截至2020年10月，我国现存艾滋病感染者为104.5万例，其中性传播比例在95%以上，可见加强性教育仍是艾滋病防控工作的重中之重。尤其对于年轻人，如何针对传播途径，联合全社会各方面力量，采取有重点、有区分、有温度的教育方式，是需要我们所有人认真思考的社会命题。

参考文献

[1] 王景山，姜日花. 艾滋病的历史与现状[J]. 中国社区医师，2002(23)：10-11.

[2] 李林，李敬云. 影响艾滋病病毒性传播的生物学因素[J]. 中华流行病学杂志，2003(10)：95-98.

[3] 何勤国. HIV的异性传染在艾滋病传播中是否为主要的流行病学因素(纽约市调查)[J]. 皮肤病与性病，1991(02)：64.

[4] 李林，李敬云，鲍作义，等. 影响艾滋病病毒异性性传播有关因素的

研究[J]. 中华流行病学杂志,2003(11): 24 - 27.
[5] 王永怡,张玲霞. 人免疫缺陷病毒感染的母婴传播[J]. 国外医学(流行病学传染病学分册),1989(02): 53 - 56.
[6] 吴梦瑶,张韬. 我国大学生艾滋病知信行和健康教育的研究现状综述[J]. 预防医学情报杂志,2019,35(12): 1341 - 1346 + 1353.

杀人见血的恶魔
——看电影《极度恐慌》走近埃博拉病毒病

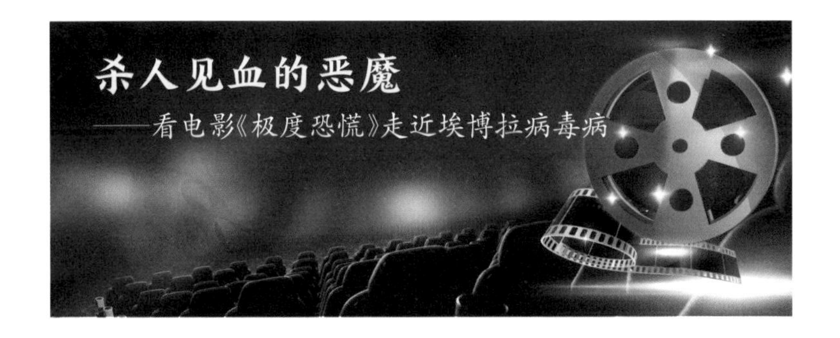

电影背景

中 文 名：极度恐慌　英 文 名：Outbreak
导　　演：沃尔夫冈·彼德森
编　　剧：劳伦斯·迪沃莱特/罗伯特·罗伊·普尔
主　　演：达斯汀·霍夫曼/蕾妮·罗素/摩根·弗里曼/凯文·史派西/小库珀·古丁
制片国家/地区：美国
上映日期：1995-03-10(美国)
又　　名：极度惊慌(港)/恐怖地带/危机总动员/蔓延
获奖情况：
第16届中国电影金鸡奖(1996)：最佳外国影片译制奖(提名)

恐怖片里有一种杀人如麻的恶魔，刀刀见血，招招致命，所到之处无人生还。自然界里也有一群恶魔。人一碰到它就七窍流血，几天之后撒手人寰。不要以为我们在杜撰骇人听闻的故事，埃博拉病毒就是这样一种“恶魔”。由于具有极高的传染性和致死率，埃博拉病毒病被冠以“生命黑板擦”的外号，疫情暴发时的情境比恐怖片有过之而无不及。埃博拉病毒是一种什么样的病毒？它有多可怕？我们有办法对付它吗？今天，就让我们跟随电影《极度恐慌》，一起走近这个杀人见血的恶魔——埃博拉病毒病吧！

电影《极度恐慌》是导演沃尔夫冈·彼德森1995年执导的一部美国电影。影片讲述了：1967年，非洲扎伊尔莫他巴河谷，一个美国雇佣军兵营被一种突如其来的疾病肆虐，死亡人数不断攀升。不久后，军医抽取了患者的血样，整个军营被炸弹摧毁。28年后，一个美国人在扎伊尔捉到一只小白脸猴并将其偷带回国，很快一种新型传染病在小镇上蔓延开来。被感染者首先出现流感样症状，接着皮肤破溃、七窍流血，几天后全身出血而亡。美国陆军传染病研究中心上校军医山姆前往当地救治，不久后一批秘密血清也被运送过来。可惜这批血清只能救治1967年的疾病，对于此时已经发生了变异的病毒毫无作用。不久后，山姆的妻子也被感染，山姆为了挽救爱人的生命，一边冒死查找病毒的来源，一边还要和意图炸毁整个小镇的政府周旋。最终，山姆找到了病毒的宿主——那只扎伊尔小白脸猴，并从猴体中分离出抗体血清，从死神手中成功夺回了妻子和2 600多名小镇居民的生命。

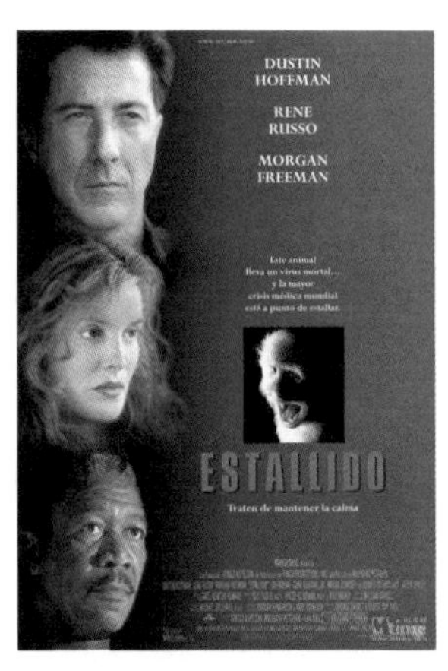

《极度恐慌》电影海报

电影《极度恐慌》的创作灵感来自美国作家理查德·普雷斯顿的畅销书《血疫》——一部描写埃博拉病毒病的经典之作。导演沃尔夫冈·彼德森是拍摄瘟疫类灾难片的高手，除了《极度恐慌》，2011年的灾难大片《传染病》也是出自他手，不过前者侧重个人英雄主义的塑造，后者更加凸显普罗大众的人性光芒。《极度恐慌》

剧情扣人心弦，演员卡司强大，达斯汀·霍夫曼、摩根·弗里曼、凯文·史派西和小库珀·古丁等著名影星均在片中有上佳表现。在一众明星的簇拥下，我们一边享受剧情的精彩刺激，一边逐渐走近这种神秘而古老的病毒，即使坐在观众席上，也能身临其境地感受到病魔带给我们的血腥和恐惧。

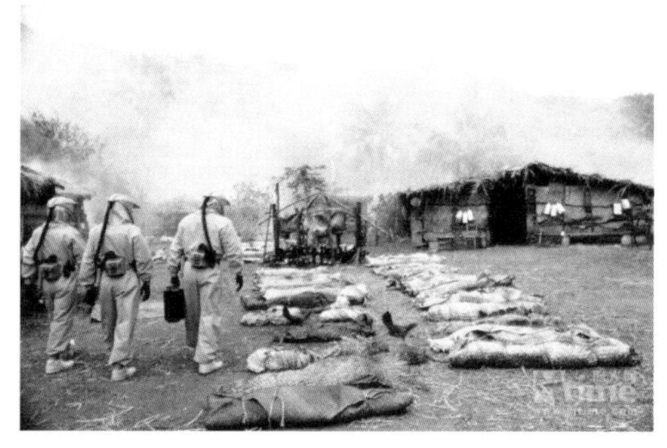

感染病毒后无一人生还的村庄

一、恶魔的画像

《极度恐慌》中，病毒“莫他巴”被形容成一种能在48小时内毁灭全球的致命病毒。虽然“莫他巴”是一种虚构的病毒，但其原型来自埃博拉病毒，不过剧中它发生了变异，变得传染性更强，杀伤力更大，因此可以看成是埃博拉病毒的“升级版”。那么，埃博拉病毒的真实面目又如何呢？

埃博拉病毒（Ebola virus，EBOV）最早发现于1976年刚果民主共和国（旧称扎伊尔）的埃博拉河附近，“埃博拉”也因此而得名。它就像一个行踪诡异的恶魔，1976年在Yambuku村杀害了280人后神秘消失[1]，此后又在非洲大陆频频散发，但未造成大规模扩散。2014年，西非暴发了最严重的一次埃博拉疫情，感染人数2.6万，死亡1.1万[2]。由于感染后病死率高达50%～90%，属于人类历史上最致命的病毒之一，因此埃博拉病毒被世界卫生组织列为生物安全第四等级(biosafety level 4, BLS－4)病毒，同时也被视为生物恐怖工具之一。*

BIOSAFETY LEVEL 1
Minimal bioha
安全一级

BIOSAFETY LEVEL 2
Moderate biohazard. Infectious

BIOSAFETY LEVEL 3
High biohazard. Multiple vaccinations required.
Infectious agents: Anthrax, Typhus, H.I.V.

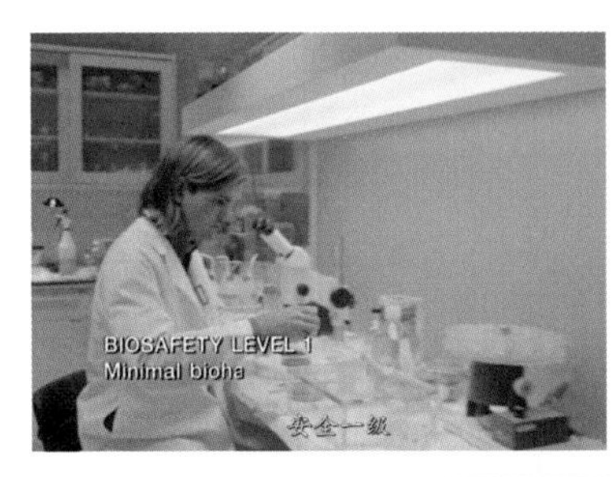

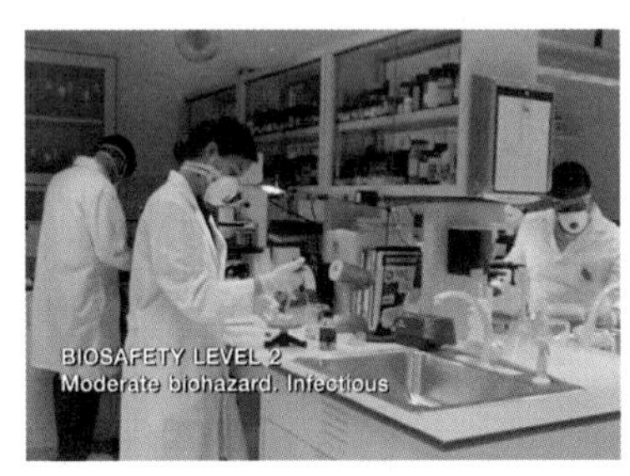

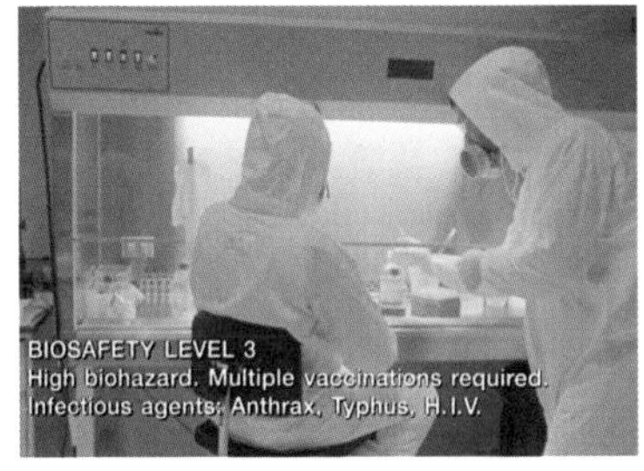

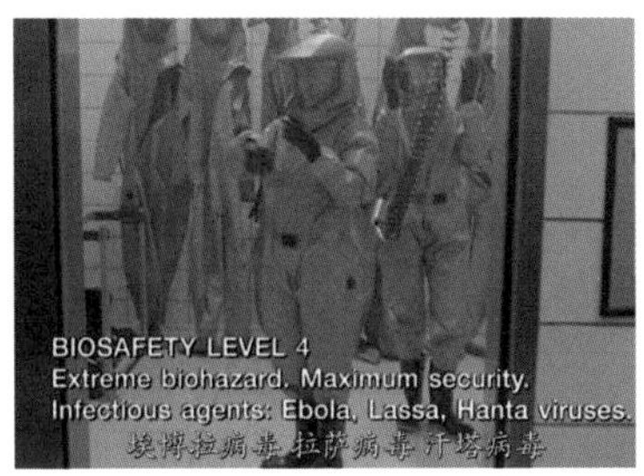

生物安全1～4级实验室

---

*小知识

生物安全等级是如何分级的?

生物安全等级针对生物危害的不同程度而定，是对实验人员、实验室以及环境保护的总体要求。根据操作不同危险等级微生物的要求，实验室生物安全水平可以分为4级。BLS－1研究已知所有特性并已经证明不会导致疾病的微生物物质，如肺炎球菌、沙门氏菌等；BLS－2研究已知中度危险并与人类某些常见疾病相关的物质，如肝炎病毒、流感病毒等；BLS－3研究本土或者外来的、通过呼吸传播的、可能使人们致病或者有生命危险的物质，如炭疽杆菌、艾滋病病毒等；BLS－4研究具有极高危险性、可以通过空气传播、至今没有有效疫苗或者治疗方法的可以致命的有毒物质，比如埃博拉病毒等。这部影片为我们详细展示了4种生物安全水平的实验室特点，包括实验室环境和操作人员要求，对于医学教育而言是一部很好的“活”教材。

埃博拉病毒对于人类社会造成了巨大威胁，其本尊到底是何方神圣呢？埃博拉病毒属于丝状病毒科，是一种单股负链的 RNA 病毒，概括起来主要有 3 个特点。

1. 结构简单

埃博拉病毒的结构极其简单，由蛋白质外壳和内部的核酸组成，平均长度 1 000 nm，没有独立的代谢结构，只有在电子显微镜下才能被观察到。它有一个螺旋状的核衣壳，外有糖蛋白包膜，内含 19×103 个碱基，其中 665～805 nm 大小的病毒感染力较强。根据单股负链 RNA 病毒的特性，埃博拉病毒进入宿主后不能直接被核糖体翻译出蛋白质，需要先合成互补正链作为 mRNA，然后再转译出遗传密码对应的蛋白分子。就是这样一种连细胞结构都不具备的微小生物，却能在人类社会一次次肆虐，难怪山姆情不自禁的感叹："我们真要佩服这些小东西，比人类小几亿倍，却能轻易杀死人类。"

2. 容易变异

埃博拉病毒形态多样，有分支形、U 形、杆状、丝状或环状等[3]。饰演助手的小库珀·古丁曾在计算机上模拟出病毒的形态：一种细长、弯曲、类似"如意"形状的病毒颗粒，就是埃博拉病毒众多形态之一。相较于 DNA 的双螺旋结构，单链 RNA 结构更不稳定，复制的时候更容易出错，而且突变发生后没有互补链作为修复的模板，因此单链 RNA 病毒变异很快。这也是为什么 RNA 病毒更容易致病，治疗效果不佳的原因。影片中，小镇疫情暴发后，那批针对 1967 年病毒的抗体血清虽然被紧急调用，但却无法医治已经突变后的病毒，这个情节充满了嘲讽的意味，当年视作宝贝一样珍藏的血清，如今变成一无用处，说明了一个最朴素的真理：病毒和人类的竞技没有最终的胜利者，你若道高一尺，我必魔高一丈。

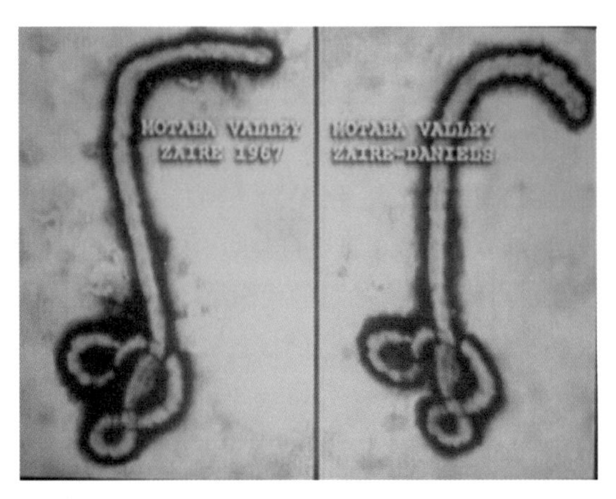

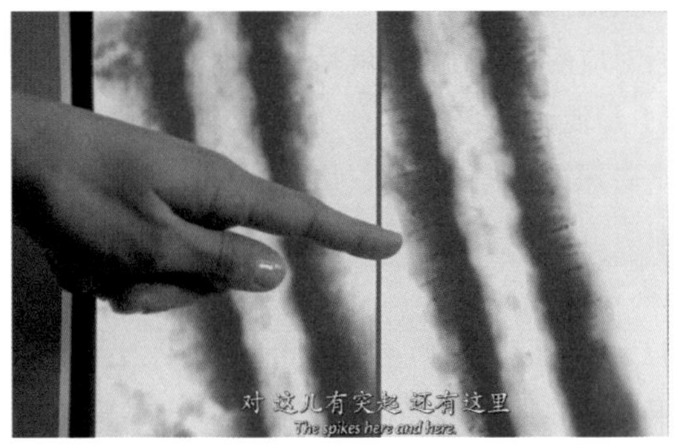

1967 年的病毒(上)和 1995 年的病毒(下)

3. 高致死率

埃博拉病毒可以分为扎伊尔型、苏丹型、本迪布焦型、塔伊森林型和莱斯顿型 5 种亚型,除莱斯顿型对人不致病外,其余 4 种亚型均可致病,而前 3 种亚型都曾引起过埃博拉疫情的流行。由于可引起致命性病毒性出血热,感染后期患者会出现肝肾功能受损以及内外出血症状,致死率高达 50%～90%,因此埃博拉病毒在世界各国均被列为最高危险等级的病原类型。影片中,医生形容“感染患者的体内就像被扔了一颗炸弹,肝脏、胰脏、肾脏都被炸烂了”,而小说《血疫》对于“出血热”的症状更是描述得触目惊心:“感染病毒的人们就像一个个包着血汤而被扎破的气球，从每一个能够流血的地方——眼睛、鼻子、嘴巴、耳朵和肠道，不断涌出大量散发着恶臭的污血。那些带着黑色结块的污血含有大量的致命病毒，一旦有人沾染，很快又会被感染……”如此血腥、恐怖的画面，即使隔着屏幕也会让人感觉到高度不适，难怪号称“见过大场面”的小库珀·古丁第一次看见这些患者(尸体)时也会忍不住呕吐起来。更可怕的是，这些镜头并非编剧的凭空臆想，现实世界中确实存在类似的病症。因此，埃博拉病毒被称作“杀人见血的恶魔”绝非夸大其词。

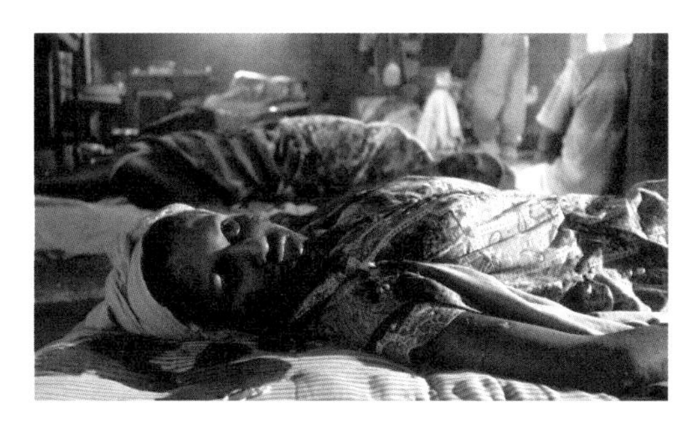

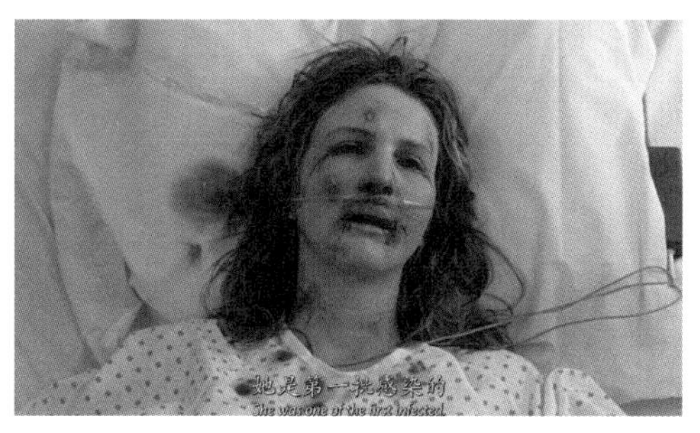

埃博拉病患者的内外出血症状

二、恶魔距离我们有多远?

这个问题其实是关于埃博拉病毒病的流行过程，包括人群易感性、传染源和传播途径。

1. 人群易感性

人群对于埃博拉病毒普遍易感，没有年龄和性别的差异，感染人群主要集中在成年人，可能与其外出劳动，暴露和接触病毒的机会较多有关。

2. 传染源

2005年，科学家在果蝠体内发现了埃博拉病毒的抗体和RNA，证实果蝠是埃博拉病毒的自然宿主。尽管该病毒也能感染非人灵长类动物，如大猩猩和黑猩猩，但目前普遍认为猩猩也和人一样，都是终宿主，而非自然宿主。至于中间宿主是谁，也就是病毒如何从果蝠跨种传播到人类的机制目前仍不清楚。2009年，科学家在菲律宾的猪身上曾经发现过雷斯顿型病毒[4]。这个发现很容易让人联想起电影《传染病》里的情节：携带病毒的果蝠、果蝠吃剩的香蕉、吃了香蕉感染病毒的猪、被猪肉携带病毒感染的人……或许电影的灵感正是来源于科学家的发现，又或许科学家的发现也是受到了电影的启发。《极度恐慌》中，小白脸猴被设定为埃博拉病毒的中间宿主，也许这也是当时科学家们的一个研究方向吧。*

---

*小知识

关于宿主的几种类型。根据病毒的传播路线，宿主可分为自然宿主、中间宿主和终宿主。自然宿主是指除人以外，自然界中为病毒提供营养和复制场所的生物，是病毒天然栖息和繁殖的生存环境。最常见的自然宿主就是蝙蝠，号称全世界最危险的10种病毒中，蝙蝠至少携带6种：马尔堡病毒、埃博拉病毒、狂犬病毒、SARS冠状病毒、亨德拉病毒、尼帕病毒，并能与这些病毒长期共存相安无事，因此堪称"毒霸"。中间宿主是处于中间阶段的宿主，可为病毒提供暂时性的营养和保护，并作为媒介将病毒运输到终宿主。中间宿主还有一个非常重要的作用，就是为病毒提供变异进化和接触人类的机会，只有隔绝了中间宿主，才算是真正隔离了传染源。终宿主指病毒运输的终点，主要指人，对于埃博拉病毒也包括非人灵长类动物。

3. 传播途径

埃博拉病毒主要通过与患者体液直接密切接触传播，其中患者的血液、排泄物和呕吐物感染性最强，乳汁、尿液、精液、唾液与眼泪也有一定的传染风险，汗液中尚未检测出活体病毒[5]。此外，家庭成员以及健康护理时的密切接触也能造成感染。比如山姆的妻子就是在给患者注射时扎破手指而被感染的；而一位患病母亲被军方带走的镜头，虽然看起来残忍无情，却也是预防家人之间亲密接触传播疾病的无奈之举。值得一提的是，埃博拉病毒不但在常温下比较稳定，室温存放 1 个月后病毒的感染性仍无明显变化，而且中度耐高温，60℃加热 1 小时才能使之灭活。因此，去世患者的体液仍然具有传染性，埃博拉疫情在非洲地区传播时，就曾发生过因举行葬礼导致疾病扩散的情况。不过，对于病毒是否也能经空气传播的问题，2014 年世界卫生组织发布公报，明确埃博拉病毒不能通过空气传播。2015 年，中国病原微生物生物安全国家重点实验室也公布了研究结果，证实埃博拉病毒尽管已经出现了许多变异类型，但没有证据显示变异后的病毒更加致命和更具传染性[6]。因此，影片中"莫他巴"病毒变异后能够通过空气传播，属于艺术加工后的作品，现实生活中埃博拉病毒主要通过接触传播，目前尚未发现通过空气传播的变异类型。

三、斩杀恶魔的尚方宝剑

影视作品中，斩杀恶魔通常需要一把神奇的宝剑。面对凶残的埃博拉病毒，我们是否也已找到了对付它的尚方宝剑，也就是抗病毒的特效药物呢？

事实上，自从 1976 年埃博拉病毒被发现以来，除了对症支持治疗，医学界从未停止过对于抗病毒治疗的探索和尝试。近年来，随着核苷类似物、RNA 沉默及反义寡核苷酸、免疫制剂以及 EBOV 疫苗等研究成果的不断涌现，抗病毒领域已经取得了突破性的成果。以下我们结合剧情,为大家介绍几种有故事的抗病毒药物。

1. 康复者血浆

影片中,山姆抓住了携带病毒的小白脸猴,利用猴血浆中的抗病毒抗体,挽救了整个小镇居民的生命。这个做法似乎在灾难电影中非常普遍。韩国电影《流感》中也有一个了不起的小女孩,用她宝贵的康复血浆,不光拯救了整个城市,而且还制止了一场一触即发的战争。不过,《极度恐慌》留给了我们一个巨大的疑问。康复者血浆治疗中,我们通常使用的血浆只有 IgG 抗体,没有埃博拉病毒抗原(不含病原体)[7],而山姆抽提的猴血浆中同时存在活体病毒和抗病毒抗体。猴血浆中的病毒是何时分离的?输给患者的血浆是否安全?从艺术作品的角度来看,或许我们的疑问过于吹毛求疵,但从医学的角度出发,患者的安全始终是我们关注的重心,或许这就是医学工作者的初心吧!

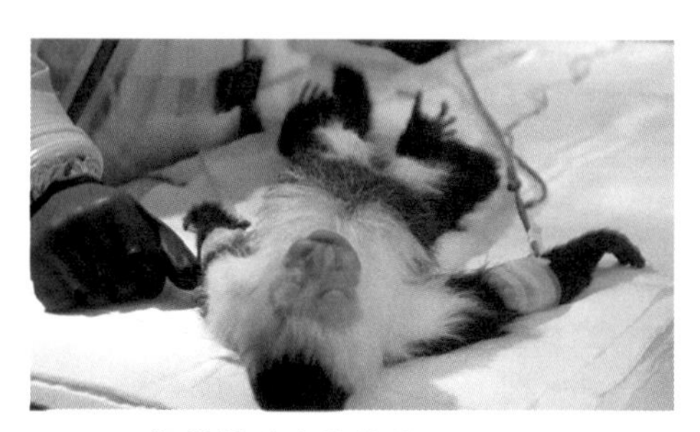

提供抗病毒抗体的小白脸猴

2. 单克隆抗体药物

同样是获得抗体,单克隆抗体药物相对之下就要安全得多。2019 年 8 月,刚果国家生物医学研究所所长 Jean-Jacques 向全世界宣布:"从现在开始,我们将不再说埃博拉是无法治愈的,这一进步将在未来帮助拯救成千上万人的生命"。Jean-Jacques 所指的"这一进步"就是 mAb114 和 REGN - EB3 单克隆抗体药物。mAb114 分离自早年埃博拉疫情幸存者,该抗体可以结合 EBOV 糖蛋白中受体结合区的高度保守区域，从而使得病毒逃逸突变的可能性较低；而 REGN－EB3 则是产自人源化免疫系统小鼠，由特异性针对 EBOV 糖蛋白 3 个不同区域的 3 种单抗混合而成。临床试验结果显示，接受 REGN－EB3 和 mAb114 治疗的患者生存率分别为 71％和 66％，特别是疾病早期，病毒载量较低的时候，REGN－EB3 和 mAb114 的治愈生存率甚至可以达到 90％。这一研究成果极大地改写了埃博拉病毒病主要以对症支持治疗为主的现状，提升了人类对于这一重大传染病的防控能力，因此被《科学》（*Science*）杂志评选为 2019 年十大科学突破之一。*

关于单克隆抗体，还有一个有故事的药物 ZMapp。ZMapp 由 3 种单克隆抗体混合而成，除了能抑制病毒进入细胞，还以其成功推动《动物法则》的实施而世界闻名[8]。2002 年，《动物法则》由美国食品药品监督管理局首次发布，但是直到 2014 年西非埃博拉疫情暴发时才真正派上用场。依据《动物法则》，2014 年 2 名在利比里亚感染埃博拉病毒的美国人接受了 ZMapp 治疗，而在此之前该药仅在动物身上实验成功，尚未进行过临床试验。幸运的是，2 名受试者使用 ZMapp 之后病情明显好转，此后美国政府宣布在利比里亚开始关于 ZMapp 的临床试验，进一步观察其给药方案和安全性等问题。**

---

* 小知识

什么是单克隆抗体？单克隆抗体是由单一 B 细胞克隆产生的高度均一、仅针对某一特定抗原表位的抗体，其作用是阻止病毒进入细胞，减少病毒在细胞内的增殖。单克隆抗体是人工制备的杂交瘤细胞生产的，杂交瘤细胞是由一个经抗原激活后的 B 细胞与一个骨髓瘤细胞融合形成。单克隆抗体优点：纯度高，灵敏度高，特异性强，交叉反应少，制备的成本低。

** 小知识

什么是《动物法则》？在极为特殊的情况下，在药物的有效性无法得到人体试验验证之前，药物研发公司可以应用在动物实验中证明有效的结果，将药物推进到下一阶段的临床试验中去。

有趣的是，影视作品中经常也会出现《动物法则》的身影。电影《传染病》中，由于疫苗研发时间紧急，安妮医生就将在猴子身上实验成功的疫苗直接用在了自己身上，该做法“跳过”Ⅰ期临床试验，直接进入Ⅱ期临床试验初步进行疗效评价。安妮医生的做法看似是一出险招，实则借用了《动物法则》的法律依据，细细品味起来，不得不佩服电影构思的严谨，赞叹镜头背后的专业。*

电影带给我们的启示

从类型电影的角度来看，《极度恐慌》涉及传染病暴发时的医学、社会、军事和政治等多个领域，营造出了一种类似于科幻纪录片的真实感（尤其是前半部分），无怪乎会成为后期同类型电影广泛模仿的一部经典影片。然而，观影过后，留给我们印象最深刻的，既不是生化实验室的逼真模拟，也不是惊心动魄的直升机大战，而是片头诺贝尔获奖得主乔什瓦·李德伯格那句触目惊心的警示：“病毒是人类统治地球最大的威胁”。事实上，这句话只表达了一半，另外一半在小说《血疫》的结尾：“因为地球的免疫系统已经识别出最具破坏力的病原体的存在——那就是人类”。

2018年，刚果人民共和国再次出现新的埃博拉疫情，截至2020年3月，该国累计报告病例3453例，死亡2273例[9]。作为近

---

* 小知识

临床试验分为几期？临床试验分为四期。Ⅰ期临床试验包括耐受性试验和药代动力学研究，一般在健康受试者中进行。Ⅱ期临床试验为治疗作用初步评价阶段。其目的是初步评价药物对目标适应证患者的治疗作用和安全性，也包括为Ⅲ期临床试验研究设计和给药剂量方案的确定提供依据。Ⅲ期临床试验为治疗作用确证阶段。其目的是进一步验证药物对目标适应证患者的治疗作用和安全性，评价利益与风险关系，最终为药物注册申请的审查提供充分的依据。Ⅳ期临床试验为上市后研究，在广泛使用条件下考察其疗效和不良反应。

年来肆虐非洲大陆的疾病，埃博拉病毒病离我们似乎很远，又似乎很近。虽然我国目前没有埃博拉病例发生，但是在全球化的今天，世界上又有哪一片土地能够独善其身呢？近年来，各个国家都在积极研发抗病毒药物和埃博拉病毒疫苗，但是随着病毒的变异，谁又能保证下一次疫情暴发时这些药物仍然有效？

我们将埃博拉病毒视作恶魔，认为病毒对于人类的安全造成了巨大威胁，但从其他生物的眼里反观，人类又何尝不是更大的恶魔？全世界每天有75个物种灭绝，每小时就有3个物种被贴上死亡标签，这些消失的物种有多少和人类无关？古老冰川被融化、永久冻土被溶解、原始森林被砍伐，越来越多的新型传染病不断出现，是人类的咎由自取还是大自然对人类的惩罚？

人类在寻找传染病治疗方法的同时，是不是更应该反省自身的行为，并为此做出改变？毕竟大自然才是地球真正的主人，人类不过是寄居在地球上的生物之一。大自然也有自己的平衡系统。一旦平衡被打破，大自然的免疫系统就会启动平衡调节机制，比如调用她的武器——病毒。

影片中，疫情暴发时巫医跪地忏悔："人类砍伐森林惊动了上帝，上帝很生气，所以给人类以惩罚。"

这是谁也逃脱不了的宿命。

敬畏自然，保护自然，热爱自然，除此之外，我们别无选择。

参考文献

[1] 岑山. 抗击埃博拉病毒[J]. 中国科学基金，2020，34(02)：204－205.

[2] 那些骇人的病毒性传染病[J]. 华东科技，2020(03)：76－77.

[3] 李强，卓其斌，黄玉仙，等. 埃博拉病毒病的研究现状[J]. 中华传染病杂志，2015，33(05)：316－318.

[4] 高海女，李兰娟. 埃博拉病毒病研究的现状和思考[J]. 中华临床感染病杂志，2014，7(06)：481－485.

［5］世界卫生组织：埃博拉病毒不通过空气传播［EB/OL］. http://discovery. 163. com/14/1008/10/A81DHCGM000125LI. html，2020-06-16
［6］我国揭示埃博拉病毒进化现状［J］. 生物学教学，2015，40（10）：71.
［7］毛青. 埃博拉病毒病治疗的现状与思考［J］. 中华临床感染病杂志，2015，8（03）：206-209.
［8］余珊珊，尹华静，王庆利，等. 浅析美国 FDA 动物法则的基本原理［J］. 中国药学杂志，2019，54（01）：72-76.
［9］韩辉，伍波，贾娇娇，等. 2020 年 3 月全球传染病疫情概要［J］. 疾病监测，2020，35（04）：280-282.

慢性中毒的唐娜
——电影《永不妥协》带你走近铬中毒

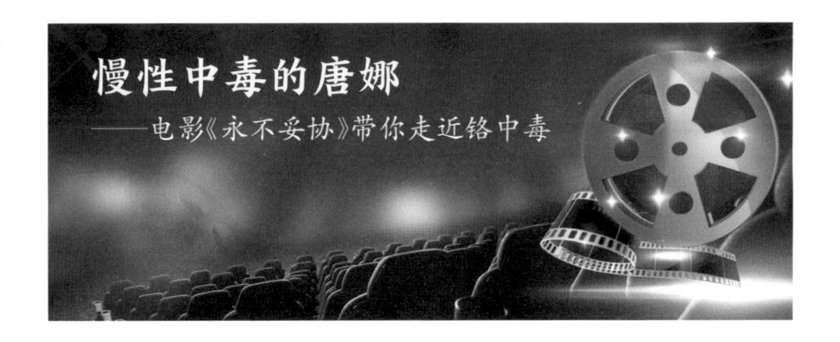

电影背景

导　　演：史蒂文·索德伯格

编　　剧：苏珊娜·格兰特

主　　演：朱莉娅·罗伯茨/阿尔伯特·芬尼/康查塔·费雷尔/艾伦·艾克哈特/玛格·海根柏格

类　　型：剧情/爱情/传记

制片国家/地区：美国

语　　言：英语

上映日期：2000-03-17

又　　名：伊人当自强(港)/埃琳·布罗克维奇/阿莲正传

获奖情况：

第73届奥斯卡金像奖(2001)：最佳影片(提名)，最佳导演(提名)史蒂文·索德伯格，最佳女主角朱莉娅·罗伯茨，最佳男配角(提名)阿尔伯特·芬尼，最佳原创剧本(提名)苏珊娜·格兰特

第58届金球奖电影类(2001)：最佳剧情片(提名)，最佳导演(提名)史蒂文·索德伯格，剧情片最佳女主角朱莉娅·罗伯茨，最佳男配角(提名)阿尔伯特·芬尼

第54届英国电影学院奖电影奖(2001)：最佳影片(提名)，最佳导演(提名)史蒂文·索德伯格，最佳女主角朱莉娅·罗伯茨，最佳男配角(提名)阿尔伯特·芬尼

第1届美国电影学会奖(2000)：年度佳片

随着人类社会的发展进步，工业化进程带来的环境污染成为威胁人类健康的重要因素之一。尤其是水污染，有些污染物无色无味，融入饮用水中根本无法察觉，长期饮用被污染的水源，如同服用慢性毒药，可能导致各类严重的、甚至是致死性疾病。2000年，一部揭秘某公司违规排放污水污染水源，导致周边居民铬中毒的电影引起了大家的热切关注。它就是美国电影《永不妥协》。

《永不妥协》由好莱坞著名影星朱莉娅·罗伯茨主演，讲述了女主人公艾琳锲而不舍追查一桩铬中毒事件，最终帮助众多受害者获得巨额赔偿的动人故事。影片详细刻画了当地居民铬中毒后的群像图，其中令人印象最为深刻的就是玛格·海根柏格饰演的唐娜。由于长期使用含有6价铬污染过的饮用水，唐娜全家身患重病，包括乳腺囊肿、子宫肿瘤、霍奇金病、免疫缺陷、哮喘、慢性鼻出血等，唐娜自己也因此切除了子宫和乳房。然而唐娜起初并未将患病和饮用水联系到一起，直到艾琳沿着唐娜和太平洋燃气电力公司签署的一份购房合同，顺藤摸瓜找到了令他们致病的幕后元凶——铬中毒，唐娜和其他居民才恍然大悟，并向肇事公司发起诉讼。最终，在艾琳和律师埃德的帮助下，当地

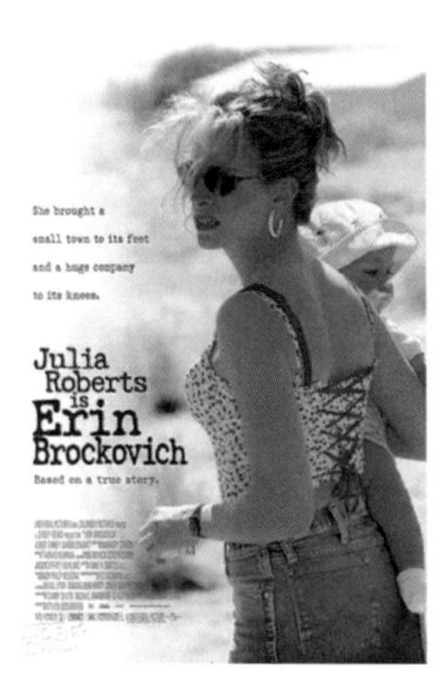

《永不妥协》电影海报

634 名居民共计获得了 3.33 亿美金的和解赔偿，而唐娜一家就单独获赔了 500 万美元。

《永不妥协》根据真人真事改编，主人公艾琳的确是马斯瑞律师事务所的一名文员。根据艾琳本人鉴定，电影高度还原了历史真相，真实性高达 98%，而艾琳负责的辛克利地区铬中毒赔偿案确实也是美国历史上直接诉讼最高赔偿的一宗案件。由于朱莉娅·罗伯茨的出色扮演，该片荣获第 73 届奥斯卡金像奖和第 58 届金球奖最佳女主角奖。有趣的是，艾琳本人也在片中客串了一个小角色，一名快餐店服务员，虽然只有一两秒的镜头，却能让人强烈感受到她丰姿卓越而又不失彪悍爽直的性格特征。艾琳的客串让这部传记电影更增添了一丝独特的风味。

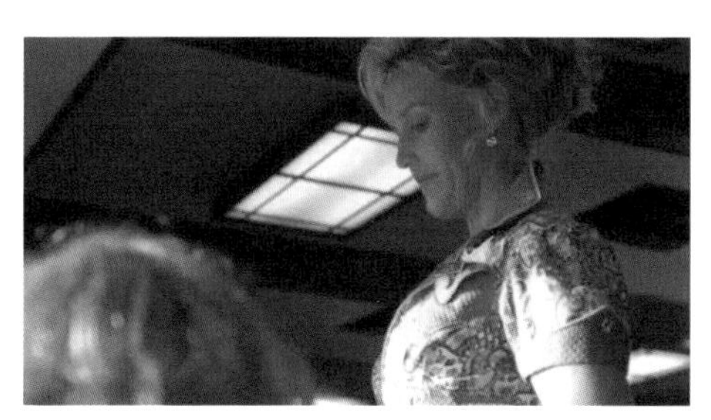

风姿绰约的艾琳原型

对于大多数观众而言，铬中毒是一种少见的疾病。铬是什么？铬有什么作用？它是怎样让人中毒的？今天，就让我们跟随电影情节，一起探究铬中毒这种鲜为人知的疾病吧。

一、铬是什么？

艾琳在整理律师事务所房地产文件时发现了一个奇怪的现象。太平洋燃气电力公司欲向唐娜一家购买房产，而唐娜却附上了很多医疗就诊记录。艾琳觉得事情蹊跷，便去唐娜家问个究竟。唐娜解释道，“太平洋燃气电力公司一直在为他们全家的医疗和体检费用买单”。艾琳更加不解，怎么会有如此好心的公司呢？唐娜回答：“都是因为铬，铬是一切麻烦的起源。”唐娜的话令艾琳一头雾水，为了查明事实真相，她去 UCLA（加州大学洛杉矶分校）向毒理学家法兰科博士请教。博士反问她：“你要了解哪种铬？”原来，铬是一种过渡元素，能以若干不同价态存在，其中以 0、+2、+3、+6 价最为常见。对于人体而言，铬是一种必需的微量元素，具有修复激活胰岛细胞、调节血糖、降低血脂、预防心血管疾病、增强机体免疫功能等重要作用。缺铬会出现类似胰岛素缺乏的症状，比如血糖、血脂、尿糖升高，糖耐量下降，动脉粥样硬化，末梢神经功能障碍以及心脑血管病等[1]。博士进一步解释，铬在天然食品中的含量较低，而且均以 +3 价铬的形式存在，+3 价铬对于人体有益，也是生物体系中最稳定的存在形式。而 +6 铬则相反，不光无益，而且具有毒性，如果持续接触高剂量的 +6 价铬，可能引发鼻出血、慢性头疼、消化、呼吸、骨骼、泌尿生殖系统损害等各种中毒表现，此外还会致癌，并能侵入 DNA 遗传给下一代。因此，铬的毒性与其存在的价态有关，并非所有的铬都有毒。那么，唐娜一家接触到的到底是哪一种铬呢？

二、铬有什么作用？

要想知道唐娜一家接触到的是哪一种铬，就要从铬的作用开始说起。由于铬具有极强的抗腐蚀性，在空气中，即便是在炽热的高温状态下，铬也不容易被氧化，因此常被现代工业用于制作不锈钢，镀在金属表面起保护作用。作为现代科技中最重要的金属之一，防锈是铬在工业上的最主要用途。电力公司采用活塞式引擎发电，引擎过热时，通常需要用水来冷却，而在水中加铬可以有效地防止引擎生锈。这就是太平洋燃气电力公司为什么会和铬产生关联的原因。为了消除居民们的疑虑，公司曾经召开过专门研讨会，将 200 多名当地居民召集在一起，告知他们本公司使用的是+3价铬，一种不会对人体产生危害的微量元素，而不是有毒的+6价铬。与此同时，公司还派人到唐娜和其他居民家中检测水质，承诺水质没有问题，并聘请医生为他们定期进行体检，监测他们的身体状况。因此，即使唐娜和她的丈夫全都患上了肿瘤，但却从未将肿瘤和铬这两件事情联系到一起，更没有想过向法庭起诉太平洋燃气电力公司的侵害行为。

那么，事实的真相又是如何呢？

经过艾琳的小心查证，她在水利会发现了一份重要文件——当年加州水质控制委员会勒令太平洋燃气电力公司清除废弃物的通知书！通知上赫然印着“排放+6价铬导致地下水质污染”的字样，并且清楚标记了+6价铬的含量、采样计划以及污染范围(向北1英里)。经过法兰科博士的分析，+6价铬的法定最高含量为0.05 mg/L，而艾琳查到的数据却超出10倍以上，高达0.585 mg/L！由此可以推论，唐娜一家罹患肿瘤的原因极有可能与长期暴露在+6价铬污染的水源环境中有关。

三、铬是怎样令人中毒的？

那么，+6价铬又是如何一步一步摧毁唐娜一家健康的呢？首先让我们了解一下什么是铬中毒。简单来说，铬中毒就是指人体中血液和尿液中铬的含量超过了正常标准。铬中毒通常见于从事镀铬、颜料、飞机或汽车涂漆、制革等化学工业的职业病患者。由于铬被广泛应用于上述工业制造环节，工人操作时可因吸入铬酸雾或皮肤接触到铬化合物引起中毒。+6价铬会损害人体的皮肤及呼吸道，形成很深的铬溃疡，铬毒素经由溃疡面进入人体血液系统并能引起各种病变，严重者还能引发肝肾功能衰竭以及肺癌、皮肤癌等致癌事件[2]。影片中有一位为艾琳提供重要信息的神秘人，其表弟就是一位典型的职业病患者。由于负责太平洋燃气电力公司的冷却塔清洗工作，表弟长期和加入+6价铬的冷却水接触，逐渐罹患肾癌和结肠癌，尽管接受过手术治疗，但还是在 41 岁的年纪早早离开了人世。

除了职业病，影片还为我们展示了另外一种铬中毒方式，即长期暴露在 +6 价铬污染环境中引起的慢性中毒。太平洋燃气电力公司排放的冷却水中含有大量 +6 价铬，尽管他们将污水集中在了废水池，却未在池底进行防漏处理，最终导致污水渗入地下水系统，顺着自来水管流进了当地每家每户的居民家中。于是我们在片中看见大量当地居民相继出现皮肤、呼吸系统、消化系统、泌尿生殖系统、免疫系统等多个组织器官疾病，一幕幕悲惨的场景令人触目惊心。例如，潘蜜拉的孩子由于鼻黏膜溃疡出现了严重的鼻出血症状，医院误认为母亲家暴儿子，差一点剥夺了潘蜜拉的监护权；一对夫妻全都患上了胃肠癌，6 个月前妻子被切除了部分肠道；一位农场主的全家都出现了皮疹，无论采取什么措施都无法根治；一位妇女连续怀孕 5 次均以流产告终；一位 11 岁的女孩脑干出现了肿瘤，而她的父亲患有克隆恩病，母亲也做了子宫切除术；而唐娜由于乳腺和子宫的肿瘤迅速恶化，不得不切除了自己的乳房和子宫，躺在病床上的唐娜痛不欲生，不停地诘问艾琳："没有乳房，也没有子宫，我还算是一个女人吗?"那种痛彻心扉的悲伤、绝望和愤怒，让观影的我们也为之感到深深的同情。

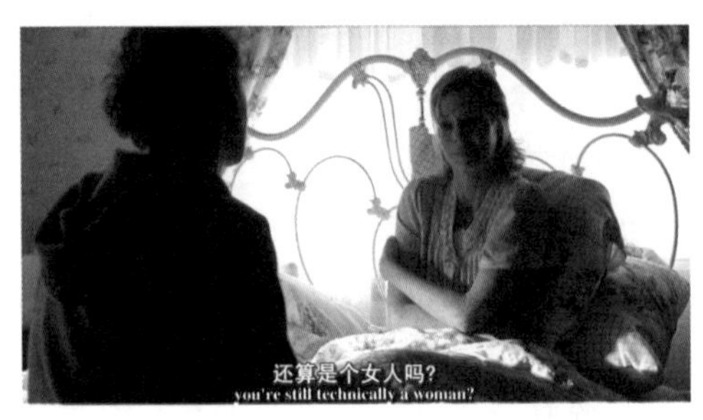

失去子宫和乳房的唐娜

四、铬中毒的治疗

铬中毒危害如此之大，是否有特效治疗方法呢？令人感到遗憾的是，铬中毒至今尚无特效解毒药，临床上主要以预防及对症处理为主。

对于长期从事铬化工的工人，如何预防铬中毒必须放在工作首位。比如工作时佩戴防毒口罩，并穿戴防护服、防护靴、防护手套和围身等护具。防护手套及防护靴应该保持清洁干燥，手套长度至少要超过肘关节。工作操作时禁止吸烟及进食。避免挖鼻孔等不良习惯，防止铬化合物损害鼻黏膜。其次，铬操作环境需要具备良好的通风条件，确保空气流通，不会在局部形成浓度过高的粉尘和铬酸烟雾[3]。操作前可涂抹由凡士林和无水羊脂混合而成的油膏，用于保护皮肤暴露部位。定期体检也是尽早发现铬中毒的重要途径之一。体检中如果发现有急性或亚急性咽炎、气管炎、支气管炎、皮肤化脓性感染（手指或甲沟感染）及皮肤黏膜溃疡时，应暂时调离原工作岗位，调至不接触铬酸或其盐类的工作环境中继续观察。如果上述情形反复出现或有加重表现，需考虑调离此类工作。

对于急性铬中毒者，首先是要脱离铬中毒环境，然后根据不同的中毒途径采取对症治疗。例如，对误服者可以采取彻底洗胃、保护重要器官功能、使用还原剂、促使排泄等方法；皮肤黏膜吸入中毒者可先用清水彻底冲洗皮肤和黏膜，防止继续吸收铬引起全身中毒，然后针对皮炎和铬溃疡对症处理；眼部进入铬毒素者应立即用大量流水冲洗，然后尽快就医。

对于唐娜等由于铬中毒已经引发各种慢性病变甚至癌变者，也是以对症处理为主。例如，鼻中隔穿孔者可在穿孔处先用维生素溶液擦洗，然后涂抹无刺激性软膏促使穿孔愈合以及预防穿孔扩大；对于皮炎或湿疹，可以涂抹硫代硫酸钠或二巯丙醇软膏并涂炉甘石洗剂止痒；铬疮者可局部使用硫代硫酸钠溶液湿敷后再涂上述软膏，经久不愈的铬疮可用手术切除治疗。不过由于受害者的病程已经无法逆转，无论采取何种治疗都是治标，最有效的办法还是尽可能脱离铬污染环境，避免病情进一步加重。事实上，辛克利案件被裁定以后，太平洋天然气和电力公司承诺不再使用+6价铬来防锈，废水池也做了防漏处理，唐娜一家也得到了公司单独理赔的500万美元。然而，补偿金虽然足够支付唐娜和家人们下半辈子的生活和医疗费用，但金钱始终无法弥补一位女性失去乳房和子宫的痛苦，更何况地下水道阡陌纵横，十余年的污染又岂是一朝一夕能够清除？唐娜们遭受的所有伤害以及辛克利地区被破坏的生态环境，可能也只有等待时间来慢慢治愈吧。

电影带给我们的启示

电影《永不妥协》既是一部优秀的人物传记电影，又是一部深刻的环保主义电影。辛克利案件仅是冰山一角，更多关于发展和环保之间的问题仍需我们思考和面对。近一个世纪以来，人口数量呈几何级增长，工业废水乱排乱放、城市垃圾随意处置、农村农药过量喷洒……各种环境污染因素已使我们赖以生存的自然母亲沉疴在身。尤其是水污染问题，仅就我国而言，全国90%的地下水已经遭受了不同程度的污染，每年约有2500万人死于饮用不清洁水质，基本清洁的城市地下水只有3%。除了地下水，其他淡水资源也在遭受前所未有的污染。目前全世界每年约有4200多亿立方米污水排入江河湖海，污染了全球径流总量14%以上的淡水，所有流经亚洲城市的河流均被污染，美国40%的水资源流域被加工食品废料、金属、肥料和杀虫剂污染，欧洲55条河流中仅有5条水质勉强能用。这些残酷而冰冷的数据，让人遽然惶恐之余，不免黯然感叹，如果连生命之源都惨遭污染，我们的子孙后代如何自保？

更何谈发展与进步?

人类本来就是大自然的一部分。人类疾病的发生发展与自然环境的污染变化息息相关。人类破坏环境-环境诱发疾病,形成了一个无处逃遁的闭环。正如片中法官在宣判时所言:"我身为巴斯托的居民,距离辛克利地区并不远,这些证据令我深感不安。"有一天,假若你也像片中那位女律师一样,端起一杯水来却不敢饮用,不知这杯看似纯净的水里是否含有病毒、重金属、有毒物质,这该是多么讽刺而又可悲的一个世界。

希望我们永远不要面临那一天。

参考文献

[1] 刘鹭,李函彤,张书文,等.生物富铬与人体营养健康[J].生物产业技术,2018(01):102-106.

[2] 柏芳青,金仲品.铬与人体健康和疾病[J].微量元素与健康研究,2002(04):77-78.

[3] 吴继明,程胜高.探讨六价铬对人体健康的影响及防治措施[J].现代预防医学,2009,36(24):4610-4611+4616.

不听话的病人
——电影《控方证人》给我们的医学启示

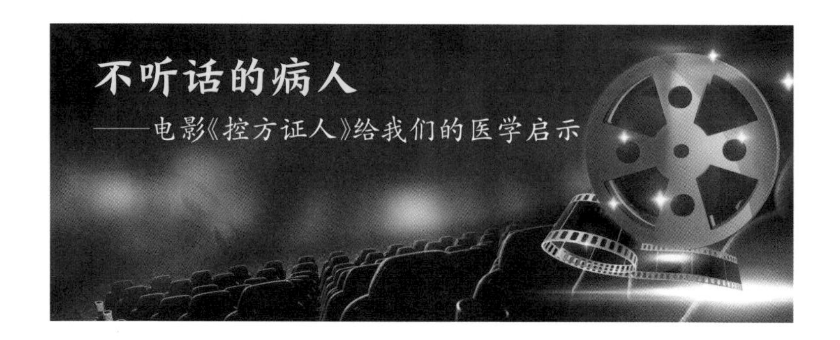

电影背景

中文名：控方证人　英文名：Witness for the Prosecution
导　　演：比利·怀德
编　　剧：阿加莎·克里斯蒂/比利·怀德/哈里·库尼兹
主　　演：泰隆·鲍华/玛琳·黛德丽/查尔斯·劳顿/爱尔莎·兰切斯特/约翰·威廉姆斯
制片国家/地区：美国
上映日期：1957－12－17(美国)
又　　名：雄才伟略/情妇
获奖情况：

第30届奥斯卡金像奖(1958)：最佳影片(提名)，最佳导演(提名)比利·怀德，最佳男主角(提名)查尔斯·劳顿，最佳女配角(提名)爱尔莎·兰切斯特，最佳剪辑(提名)丹尼尔·曼戴尔，最佳录音(提名)戈登·索耶尔

第15届金球奖电影类(1958)：最佳剧情片(提名)，最佳导演(提名)比利·怀德，剧情片最佳男主角(提名)查尔斯·劳顿，剧情片最佳女主角(提名)玛琳·黛德丽，最佳女配角爱尔莎·兰切斯特

《控方证人》是1957年导演比利·怀德执导的一部美国电影。影片讲述了一位富人老妇被杀，嫌疑人沃尔请律师韦菲爵士为其辩护，韦菲大病初愈仍然为其全力以赴，反倒是沃尔太太的所作所为叫人大跌眼镜，最终，沃尔无罪释放，但也难逃上天惩罚的故事。这部影片因其不断反转的剧情被奉为律政题材中的经典，目前豆瓣评分9.6，共计30.7万人已经观看。

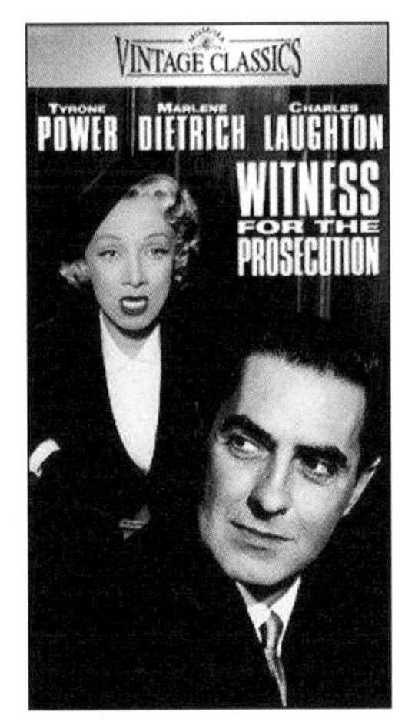

电影《控方证人》海报

正可谓“横看成岭侧成峰，远近高低各不同”，《控方证人》虽然是一部犯罪悬疑片，但人物性格鲜明，情节生动有趣，不同人从不同角度观看，会有“仁者见仁，智者见智”的观影效果。今天，我们就尝试从医学角度出发，品评律师韦菲爵士，这位不听话的病人，希望能给大家带来不一样的观影感受。

一、韦菲爵士患的是什么病?

虽然影片并未明示韦菲爵士到底患了什么病，只说他刚刚遭受了心脏病的打击，但联系片中情节，不难推断出韦菲患的是冠状动脉粥样硬化性心脏病(简称冠心病)。诊断依据有三：一是危险因素。老年、男性、嗜烟酒，高血压病史，冲动易怒的A型行为性格，这些都是冠心病的主要危险因素。二是现病史。“心脏病”发病住院，中间曾经晕厥，医生评价他“动脉比脑袋还硬”，自述“自己的动脉正在遭受折磨”，出庭辩论时出现过胸痛、气急，这些都支持冠心病的表现。三是治疗。医生要求韦菲戒烟戒酒，限制他做刺激性的事情，辩护过程中，韦菲因情绪过分激动导致心前区疼痛，随从立即拿出一片硝酸甘油片给他舌下含服，此处考虑心绞痛发作后服用血管扩张剂(硝酸酯类)，这些情节都符合冠心病的治疗。

综合以上分析，韦菲患“冠心病”的诊断基本成立。

二、不听话的四大表现

冠心病80%的人口归因风险因素与不健康的生活方式有关[1]。因此，遵从医生医嘱、改变生活方式是疾病预防和个体保健的重要措施。遗憾的是，片中的韦菲爵士却是一个“不听话”的病人。

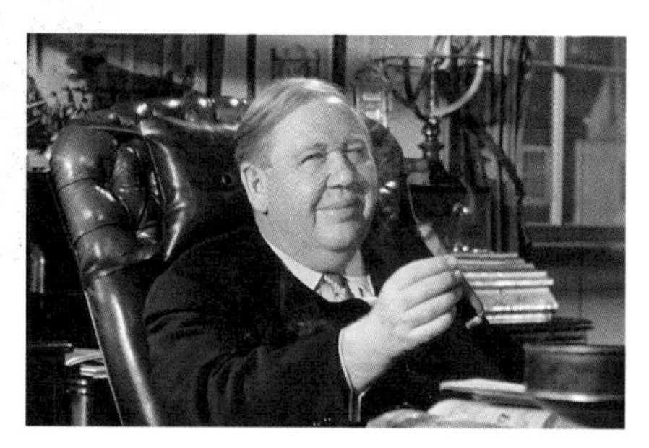

不听话的病人韦菲爵士

（一）偷偷抽烟

吸烟会损伤血管内皮功能，导致动脉粥样硬化发生、动脉管腔变窄、动脉血流受阻，最终引发冠心病、脑卒中等多种心脑血管疾病。尽管吸烟有害健康已是不争的医学结论，但韦菲爵士对其危害性的严重程度始终认识不足，于是，一出“猫捉老鼠”的好戏就上演了。韦菲爵士表面答应医生戒烟，实则偷偷地将雪茄藏在了自己的手杖里，正当他暗自高兴的时候，没想到却被护士小姐一眼识破，将他私藏的雪茄全部查获并当场没收，以至于韦菲不得不借着办案的机会向其他律师“抢”烟抽！荧幕上，气急败坏而又无可奈何的韦

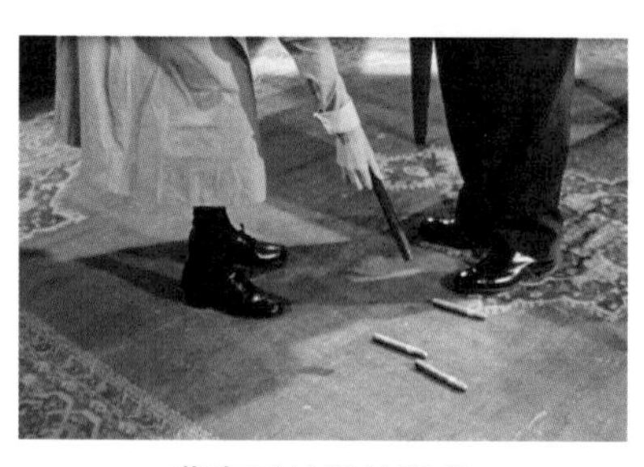

藏在手杖里的雪茄

菲爵士和铁面无私而又洋洋得意的护士小姐形成了鲜明对比，让人实在是忍俊不禁。事实上，扮演韦菲和护士的两位演员生活中就是一对夫妻，不知道这算不算是他们的本色出演呢！

（二）可可换酒

医生限制韦菲爵士饮酒，但允许喝可可。可可富含强效的多酚抗氧化剂和类黄酮物质。临床研究表明，经常食用可可具有降低胆固醇、调节血压、改善胰岛素抵抗和抗炎的功效，有助于降低冠心病、脑卒中和糖尿病的发生概率[2]。虽然可可又香又甜，而且有益健康，但韦菲爵士并不打算把医生的话放在心上，他更喜欢刺激带劲儿的白兰地，即使是在服药的时候！于是，韦菲爵士一边嘴上敷衍着医生说不再饮酒，一边暗暗指示随从将可可换成了白兰地。为了迷惑护士的检查，他甚至准备了两个一模一样的水壶！难怪护士称他为“狡猾的老狐狸”！不过，道高一尺，魔高一丈，护士小姐最终还是识破了他的诡计。因为在法庭上，服药时间还没到他就迫不及待地拧开水壶享用起来，让他如此迷恋的，那绝不可能是可可！

（三）争强好胜

韦菲爵士自称是“一个不认输的老家伙！”当初答应帮助沃尔洗刷嫌疑，就是基于他自创的“镜片测试法”认定沃尔没有杀人，于是，当所有证据都指向沃尔的时候，反倒激起了他的强烈兴趣。喜欢挑战、争强好胜、永不服输都是A型行为性格的典型特征。心理学研究表明，这类人群确实更容易患上冠心病[3]。因此，即使韦菲爵士大病初愈，当他碰上了自己感兴趣的刑事案件以后，仍然会不顾医生和护士的劝阻执意接下这个大家一致认为难搞的案子。争强好胜既是他的性格特征，也是他生病的主要原因。

（四）我行我素

冠心病患者要注意劳逸结合，保证充足的睡眠，避免劳累、烟酒刺激和情绪剧烈波动等诱因。然而，韦菲爵士对于这些医生的话不但不听，而且经常和他们对着干。住院期间，他就曾经因为表现出与心脏病病人极不符合的行为(到处私藏白兰地和雪茄)，被院方驱逐出院；一回到家，立即直奔办公室迫不及待地想要重新开业。他对于普通民事案件不感兴趣，就喜欢具有挑战性的刑事案件，而且果然不出所料，法庭上一度激动得血压飙到了 200 mmHg 以上；护士强制他休息，带他上楼，为他铺床，请他休息，他却趁着换睡衣的机会偷偷溜下楼去向沃克太太取证；护士严格监督他的饮食起居，并为他提供悉心的照护，他不但不领情，反而控诉护士以仁慈的天使名义监视、窥探、针刺和管制他，霸占了他无助的病体，剥夺了他所有的快乐，强迫他遵守各种清规戒律，容不得他做任何有意思的事情！难怪护士小姐既委屈又恼怒，忍不住也咆哮起来："我从来没有见过这么不听话的病人，就算是做战地护士时也没见过！"

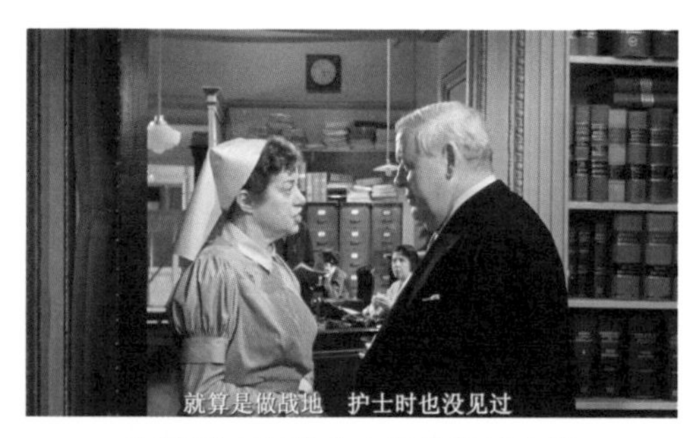

韦菲爵士和护士小姐的激烈交锋

电影带给我们的启示

《控方证人》为我们刻画了一个不遵医嘱的冠心病患者典型：争强好胜、抽烟喝酒、我行我素、自我管理能力极差。毫不夸张地说，韦菲爵士几乎可以作为冠心病患者健康教育的反面素材，特别适用于科普或者医护人员模拟教学。对于医护人员而言，假若工作中真的遇到了这类患者，我们应该如何处理呢？或许，从这部电影中我们也能找到答案。

如前所述，一开始韦菲爵士与护士小姐的相处并不融洽。韦菲嫌护士管得太多，恨不得用一根橡皮条勒死她，护士也对韦菲的不合作态度达到了零容忍，直接表示“我要辞职！”医患关系处于一触即发的战争状态。随后，当韦菲爵士表示坚信沃尔无罪并决心要为他辩护的时候，医患关系悄悄发生了缓和，护士对韦菲的态度由强硬管制变成了默默支持，并协助他顺利完成了法庭辩论。最后，当韦菲爵士发现事实真相并决定为沃尔太太辩护时，护士这次不但不阻拦，反倒主动帮他取消了去百慕大疗养的行程，陪他一起迎接下一次战斗。这种“对立”-“理解”-“支持”的关系转变，反映出护士小姐对于医学边界的充分认知以及良好的医患共情能力。

护士小姐代表的白衣天使，是现代医学的职业象征，白大褂、白口罩、白床单、白药片，它既暗喻着无菌、敬畏、神秘、距离、服从与纪律，也透露出不近人情的丝丝寒意。所以，前期护士小姐的态度是敬业的、严格的，也是高冷的、不容置疑的，韦菲爵士种种不听话言行的背后，或许就是想向这种“强势”的医学模式表示抗议。

幸运的是，护士小姐同时还是一位明智的女士。凭借自己的专业知识和对韦菲爵士的了解，准确判断出韦菲所患疾病与他的性格有很大关联，医生制定的治疗方案并不能解决他所有的问题。因此，当韦菲宣布决心已定的时候，护士采取了服从的态度，或许在那一刻她意识到了医学的局限性，相比徒劳改变一个人的性格，还不如适时提供各种帮助！这让人不禁想起了加拿大医生特鲁多的墓志铭：有时去治愈，常常去帮助。护士小姐的明智，来源于她对医学边界的清醒认识，这一点值得我们认真学习和反思。

接下来，护士小姐又充分展示出她高超的共情能力。在尊重韦菲性格特征的基础上，感同身受患者需要的心理关怀，竭尽全力为他提供各种照护，最终帮他打赢了诉讼，实现了医患关系的完美和谐。此时，之前“有理”的医学变成了后面“有情”的医学，它是医学的拓展，也是人性的滋润，更是人与人之间心灵深处的呼唤与回应。影片最后，当韦菲爵士和护士小姐肩并肩一起走出法庭的时候，屏幕上呈现出前所未有的温馨画面。不知道韦菲爵士今后会不会变成一个“听话”的病人，至少，他对护士小姐第一次发自内心的说了一声“谢谢！”

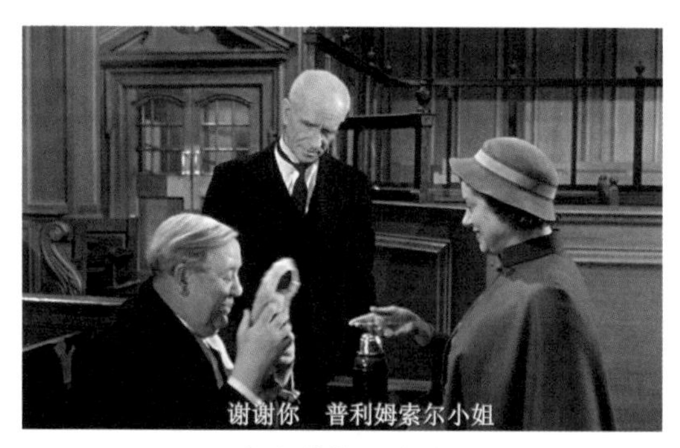

回归和谐的医患关系

医学的实质是人学，有边界，也有温度。

这是这部电影带给我们最大的启示。

参考文献

[1] 雷吉勇，罗达，黎明江. 生活方式与冠状动脉钙化相关性的研究进展[J]. 实用心脑肺血管病杂志，2021，29(05)：18－22.

[2] Zięba K， Makarewicz － WujecM， Kozłowska － Wojciechowska M. Cardioprotective Mechanisms of Cocoa[J]. J Am Coll Nutr，2019，38(6)：564－575.

[3] 陈海苗，汤诚，杨金娜，等. 老年冠心病患者 A 型行为与心理健康及社会支持的相关性[J]. 中国老年学杂志，2018，38(16)：4077－4079.

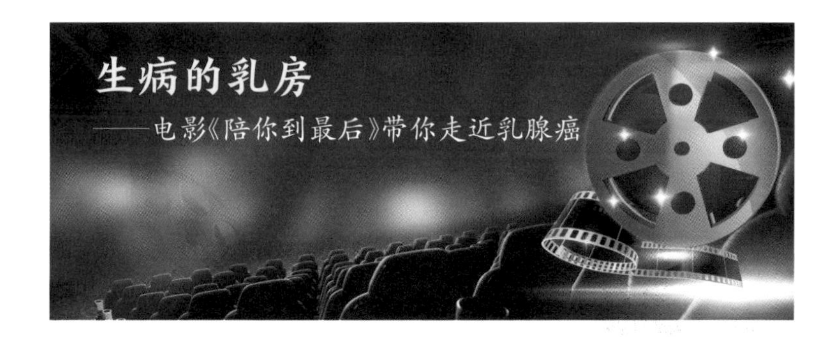

电影背景

中 文 名：陪你到最后　荷兰语名：Komt Een Vrouw Bij De Dokter
导　　演：Reinout Oerlemans
编　　剧：Gert Embrechts/Kluun (novel)
主　　演：卡里斯·范·侯登/巴里·阿茨玛/安娜·崔佛
制片国家/地区：荷兰
语　　言：荷兰语
上映日期：2009－11－26
又　　名：这个女人去看医生(荷兰语)

乳房是女性身体最美丽的部分。健康的乳房不仅代表健美的身形，而且意味更优质的生育能力。然而，随着社会经济的发展和生活方式的改变，乳房"生病"的女性越来越多，尤其是乳腺癌，已经成为威胁女性生命健康的头号恶魔。乳腺癌离我们有多远？什么样的人会得乳腺癌？得了乳腺癌如何治疗？今天，就让我们跟随电影《陪你到最后》一起走近乳腺癌，去探究这些问题的答案。

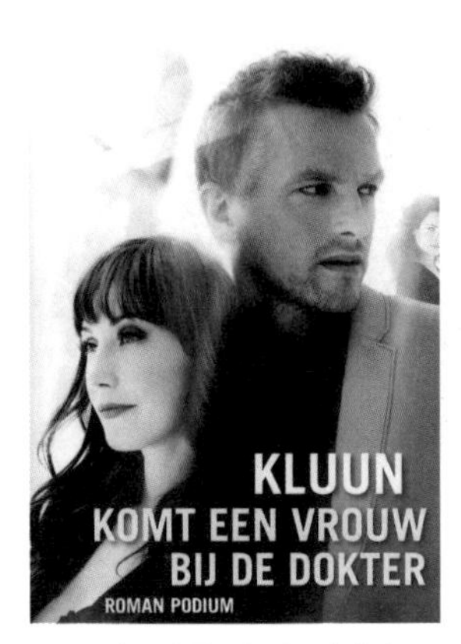

《陪你到最后》电影海报

《陪你到最后》是 2009 年 Reinout Oerlemans 执导的一部荷兰电影。电影讲述了：卡门患上了炎性乳腺癌，尽管她性格坚强乐观，但在经历了化疗、放疗、乳腺切除、肝脏手术等一系列治疗后，仍旧无法恢复健康，最终卡门选择了安乐死，在生命的最后阶段守护了自己的尊严。影片改编自同名畅销书，而卡门丈夫的原型就是原著作者 Ray Kluun 本人。Ray Kluun 的妻子在 26 岁的花样年华因乳腺癌去世，为了疗愈心中的伤痛，他写下了《陪你到最后》这本几乎是他人生翻版的小说。该小说于 2003 年出版，仅在荷兰的销售量就已突破 100 万册，现已经售出 30 余个国家和地区的翻译版权，同名电影在豆瓣电影上评分 8.0。

一、什么是炎性乳腺癌?

乳腺癌虽然是全世界女性最常见的恶性肿瘤，但随着普查和诊治水平的提高，通常 5 年生存率可以达到 90.8%。然而主人公卡门被诊断为炎性乳腺癌后却在很短时间内死亡了，这是为什么呢？原来，炎性乳腺癌(inflammatory breast cancer，IBC)是一种局部晚期乳腺癌的特殊类型，其恶性程度高，进展迅速，侵袭能力强，预后极差。IBC 发病急骤，临床表现为乳房肿大、发热、触痛，皮肤呈丹毒样改变，乳房皮肤红斑受累范围超过 1/3 的乳房体表面积，通常不伴有可以触及的乳内肿块。由于表现极似急性乳腺炎，临床往往会因认识不足而出现一定的误诊率。近年来，多学科综合治疗虽然已经显著改善了 IBC 患者的预后，但其 5 年生存率仍然不足 50%[1]。因此，IBC 虽不多见，发病数仅占乳腺癌总数的

2.5%，却是极其凶险，可怜的卡门碰上了乳腺癌中预后最差的类型，只能说运气太差了。

二、乳腺癌离我们有多远？

虽然卡门罹患了一种比较少见的乳腺癌类型，但总体来说，乳腺癌离我们并不遥远。2018年，中国乳腺癌发病率高达36.1/10万，而且呈现发病人数上升、发病人群年轻化的趋势。其中，45～59岁女性成为高发年龄段人群，无论城市或农村，乳腺癌的发病率都在逐步升高。乳腺癌已经成为了我国女性发病率最高的癌症类型和首要的致死原因[2]。

乳腺癌的发生和遗传、环境和不良生活方式等众多因素有关。流行病学调查显示，家族遗传史、第一胎生育年龄较晚（首次怀孕年龄≥30岁）、未婚育、停经年龄晚、流产、非母乳喂养、服用激素类药物史、电离辐射、肥胖、吸烟饮酒、高脂低纤维饮食等均有可能增加乳腺癌发病的风险[3]。其中，生活方式和生育因素是我国乳腺癌发病的主要危险因素，尤其是身体活动不足、肥胖和饮酒等不良生活习惯。城市地区人群乳腺癌发病率高于农村地区则进一步说明了城市女性生活习惯不良、工作压力过高和心理压力过大均为乳腺癌发病的危险因素。虽然炎性乳腺癌相关危险因素的报道非常有限，但卡门从事广告经纪人职业，工作时间长，工作压力大，经常饮酒，频繁出差，作息时间不规律，身体活动不足……这些不健康的生活方式均有可能与其发病相关。

三、乳腺癌怎么治疗？

近年来，为了最大限度地控制乳腺癌的发病率和提高癌症患者生存率，乳腺癌的治疗已经不仅仅局限在化疗、放疗以及手术，而是倡导一种以患者为中心的、“全方位、全周期”的健康管理模式。简单地说，就是将患癌过程分为癌前周期、癌症治疗周期和慢病周期3个周期进行管理。电影为我们重点介绍了后面2个周期，而癌前周期虽然在影片中较少提及，但在原著中却有相应的描写，此处一并介绍。

（一）癌前周期

癌前周期面向全体健康人群，重点关注高危人群，通过定期筛查随诊，实现早诊断早治疗。虽然乳腺癌目前难以提出确切的病因学预防（一级预防），但通过普查及早检出病例（二级预防），也有利于提高乳腺癌患者的生存率。可惜卡门错过了早发现、早治疗的最佳时期。半年前，卡门的家庭医生建议她去医院检查乳房，病理学检查显示“细胞增生活跃，但不属于恶性”。这个消息令卡门如释重负，于是生活又恢复了常态。可惜6个月后卡门再去复诊，这次医生却告诉她情况不容客观，“看起来是炎性乳腺癌”，一种并不多见、却能在很短时间内夺走卡门生命的乳腺癌类型。

由于错失了6个月的宝贵时间，卡门最终快速地走向了死亡。假若她第一次就医后继续规律随访，及时发现病情变化，情况也许就不会这么糟糕。乳腺癌具有家族聚集性和遗传易感性，近年来，基因检测越来越多地运用于易感人群的筛查甚至指导早期治疗。最著名的例子莫过于好莱坞影星安吉丽娜·朱莉预防性切除双侧乳腺的故事。由于携带了母亲遗传给她的*BRCA1*突变基因，朱莉罹患乳腺癌和卵巢癌的概率显著高于普通人（分别是87%和50%）。为了不让自己的孩子过早失去母亲，朱莉于2013年接受了预防性双侧乳腺切除术，患癌率（乳腺癌）从87%下降到5%以下。目前朱莉身体健康，经过乳房重建后的她依旧美丽动人。同样是乳腺癌高危人群，卡门在被动等待中错失了良机，而朱莉则主动扼住了命运的咽喉。癌前周期的意义在于及早掌控疾病的主动权，卡门和朱莉分别为我们给出了不同的人生参照。

（二）癌症治疗周期

卡门是一位坚强的女性。她问医生能否切除乳房，“我可以不要乳房。”但医生却拒绝了她的请求：“你乳房里的肿瘤太大了，有13厘米×4厘米，而且我们无法准确识别细胞已经扩散到哪儿了，所以你需要尽快接受化疗，然后再视情况而定。”乳腺癌是应用化疗最有效的肿瘤之一。化疗能够缩小肿瘤和肿大的淋巴结，同时消灭远处转移的微小病灶，目前已经成为IBC综合治疗的重要组成部分。尽管卡门在化疗过程中吃尽苦头：剧烈呕吐、迅速消瘦、秀发大把脱落……但化疗效果总算还算理想，于是，卡门进入了第二场战斗——放疗。放疗使用高能射线对乳房肿瘤进行照射，在加强对于癌变部位控制的同时，还能抑制肿瘤细胞的活力，降低复发率及转移率。在24次放疗后，卡门乳房的皮肤被灼伤得瘢痕累累，红肿、起泡、破溃，隔着屏幕都能让人感觉到疼。终于，卡门继续通关，迎来了更大的考验——乳房切除术。

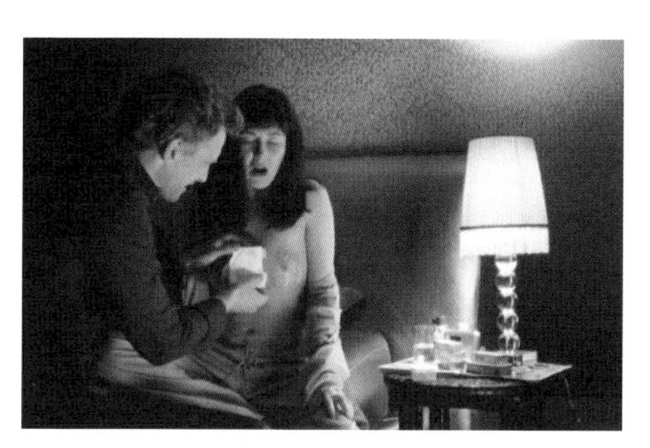

放疗后的卡门在给皮肤换药

乳房切除术目前常用的术式是改良根治术。手术范围包括病变的皮肤、整个乳房以及部分胸肌。由于近60%的炎性乳癌患者化疗后无法准确估计其残留病灶的范围，因此，保乳手术不适用于炎性乳癌患者。同时，患者的腋窝淋巴结也会一并被清除。就像电影里描述的那样，手术后的卡门失去了很多：美丽的乳房、光滑的皮肤、健美的胸肌，甚至腋窝下的淋巴结，而她换来的是一条大大的伤口，从左到右横贯前胸，像一条长约15厘米的巨型蜈蚣。

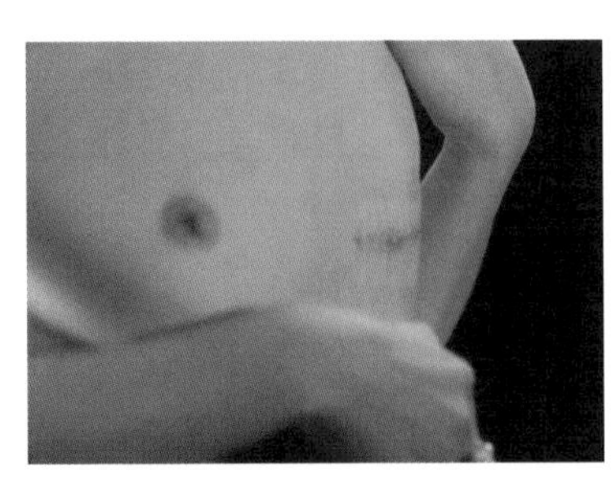

乳房切除术后

不过，伤疤虽然丑陋，卡门却感觉到了暂时的安全，她购买了假乳，准备迎接失去乳房以后的新生活。

（三）癌症慢病周期

术后的卡门进入了癌症晚期的慢病周期。这个时期的患者身心极度脆弱，需要高度关注其癌症的伴随疾病或治疗导致的其他疾病，如心血管事件、骨折风险、精神健康、年轻患者的生育困扰等问题。失去乳房后的卡门变得敏感、脆弱、易怒、抑郁，死亡的恐惧让她濒临崩溃，也引发了她和丈夫之间一次次的争吵。有研究显示，近半数乳腺癌患者存在抑郁症状，其结果会显著增加术后复发的风险。不久后，卡门的乳腺癌复发了，并且发生了肝转移。医生认为化疗已经来不及了，建议手术切除部分肝脏。卡门和丈夫辞去了工作，去旅游、去购物，去做任何曾经想做的事情，希望能给女儿留下更多的回忆，最后，卡门甚至为自己选好了墓地。所有的心愿完成之后，她又开始了新一轮的手术和化疗。此时的卡门头发全都掉光了，身体极度虚弱，体重降到只有 40 千克。由于癌细胞转移到了腹腔，卡门的肚子像孕妇一样鼓胀起来，里面充满了腹水，需要腹腔穿刺引流才能让她的腹胀减轻一点。最终，各种治疗收效甚微，卡门的生命即将走到尽头。

《陪你到最后》拍摄于 2009 年，当时晚期乳腺癌患者的治疗方法主要局限于传统化疗。经过十余年的医学发展，如今乳腺癌晚期患者可以选择更多治疗方法，如内分泌治疗、靶向治疗和免疫治疗等。假若卡门晚发病 10 年，这些已在多项临床研究中得到验证的治疗方法，或许能让她的存活时间以及生活质量得到较大改善。这里值得一提的是免疫治疗。该治疗区别于以往所有的癌症治疗,是通过改变肿瘤微环境,让机体自身的免疫功能重新发挥作用,从而杀灭肿瘤细胞的一种治疗方法。近年来,免疫治疗联合手术、放疗、化疗等综合治疗显著提高了恶性肿瘤患者的存活率,在临床实践中呈现出常规放化疗方法无以比拟的优势[4]。2018 年,鉴于在肿瘤免疫治疗方面做出的杰出贡献,美国科学家詹姆斯·艾利森和日本免疫学家本庶佑被授予了诺贝尔生理学或医学奖。目前,肿瘤免疫治疗在黑色素瘤、卵巢癌、结直肠癌、肺癌等恶性肿瘤的治疗中都已取得了重大突破。2019 年美国食品药品监督管理局批准了联合免疫治疗在晚期乳腺癌中的应用。由于免疫治疗着眼于治"根",而"根"就是人体免疫系统的恢复,因此,有可能成为未来医学解决癌症问题的努力方向。*

电影带给我们的启示

无药可救的卡门最终采取安乐死的方式终结了自己的痛苦。临走之前,卡门显得平静而又解脱,甚至还有一丝愉悦,因为她觉得自己又有选择了,至少能够选择以何种方式结束自己的生命。作为观众,看见美丽而又坚强的卡门过早离开人世,内心还是颇为惋惜的。卡门罹患癌症的类型纵然凶险,但是如果能够稍微早一点诊断和治疗,或许她能陪伴家人的时间会更多一些。因此,这部电影提醒女性朋友们,关爱乳房必须尽早开始。通过本文,我们呼吁女性朋友至少做到以下两点:

---

* 小知识

什么是靶向治疗?靶向治疗是在细胞分子水平上,针对已经明确的致癌位点的治疗方式。例如电影《我不是药神》里的神药"格列卫",进入人体后会特异地选择白血病患者特有的 *BCR - ABL* 融合突变基因,通过与之结合发生作用,使肿瘤细胞发生特异性死亡,而不会波及肿瘤周围的正常组织细胞,因此,分子靶向治疗又被称为"生物导弹"。

一是保持健康的生活方式。美国一项研究显示,通过控制体重、保持高强度的运动、母乳喂养、不饮酒和不使用激素,可以使绝经后乳腺癌发病风险降低34.6%[3]。因此,要从根源上降低乳腺癌的发病率,就要从现在开始积极改变我们的生活方式。一方面,社会需要加强对乳腺癌知识的宣教和普及,引导女性朋友们保持健康的生活方式。另一方面,女性也要学会主动关爱自己,尤其是40岁以上的中老年朋友,要为自己制定有益身心的行动计划,比如读书开阔心胸,减少不必要的情绪负荷;运动强健体魄,保持良好的身体状态。不要只把重心放在家庭上面,不要让家务代替运动,不要纠结于生活琐事,更不要忽视自己的身心健康。每个年龄阶段的女性都有自己特定的美,要想得到别人的关爱,我们首先要学会关爱自己。

二是重视乳腺癌筛查。乳腺癌的发病率虽然逐年升高,但病死率却在逐渐降低,这主要归功于乳腺癌的早期筛查。目前国外指南多将50岁作为女性乳腺癌筛查的起始年龄,而中国发病高峰年龄较国外提前10年。因此,国内建议40岁以上女性每年进行乳腺超声或X线检查和每月1次定期的乳腺自我检查,至于乳腺癌高危人群的筛查起始时间,可进一步提前到40岁以前。虽然目前对于筛查的作用仍有一些争议,有学者认为筛查,尤其是自我检查会发现更多良性肿瘤,带来过度治疗和社会经济压力,但更多循证医学证明乳腺癌筛查可以降低女性病死率,总体而言利大于弊。因此,2019年《中国抗癌协会乳腺癌诊治指南与规范》明确指出:乳腺自我检查虽然不能提高癌症早期诊断检出率和降低病死率,但可以提高女性的防癌意识,仍然建议女性每月进行1次自查[5]。可见"关爱乳房"并不是一句空洞的口号,我们要学会自查,定期去医院体检,不麻痹大意,不讳疾忌医,真真切切地把关爱乳房落实到日常行动上去。

粉红色是最具女性特征的颜色,温婉、坚毅、自信。1992年,美

第一步：站立检查
站在镜子前面，双手举过头顶，看乳房外观是否正常

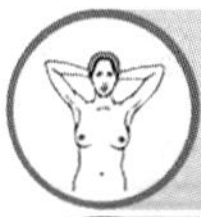

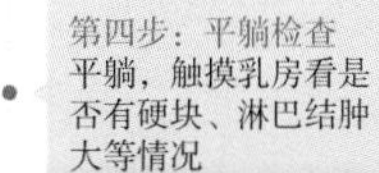

第二步：触摸检查
地毯式触摸整个乳房，看是否有淋巴结肿大、硬块等情况

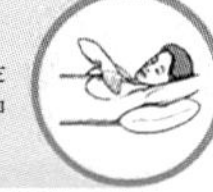

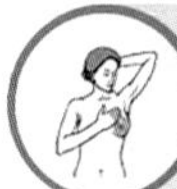

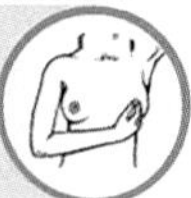

第三步：揉胸检查
触诊应取转圆圈的方式，从乳头向外横向转动，延伸到腋下

乳腺检查时间
月经正常，在来潮后9~11天；绝经后，随意选择自检时间

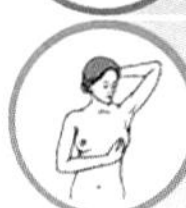

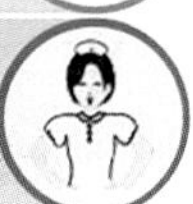

女性乳腺自查图

国发起“粉红丝带”运动，旨在推动乳腺癌“早预防、早发现、早治疗”，而每年10月被定为世界乳腺癌防治月，每年10月18日被定为防治乳腺癌宣传日，用来呼吁全社会更多人关注乳腺癌。

对抗乳腺癌，是一场漫长的没有硝烟的战争。

关爱乳房，关爱自己，为生而战，美丽而又神圣。

参考文献

[1] 胡芸，杨帆．炎性乳癌诊断与治疗的现状及研究进展[J]．中国普通外科杂志，2019，28(11)：1421－1430.

[2] 周星彤，沈松杰，孙强．中国乳腺癌筛查现状及进展[J]．中国医学前沿杂志(电子版)，2020，12(03)：6－11.

[3] 黎立喜，马飞．乳腺癌全方位和全周期的健康管理模式[J]．中国医学前沿杂志(电子版)，2020，12(03)：1－5＋167.

[4] 王贝茹，张思远，魏陈秋．肿瘤免疫治疗的研究现状及应用[J]．中外医学研究，2019，17(22)：184－186.

[5] 中国抗癌协会乳腺癌诊治指南与规范(2019年版)[J]．中国癌症杂志，2019，29(08)：609－680.

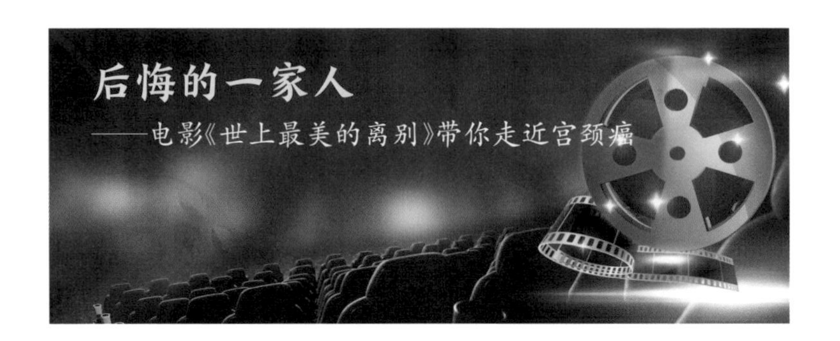

电影背景

中文名：世上最美的离别　韩文名：세상에서 가장 아름다운 이별
导　　演：闵奎东
编　　剧：闵奎东
主　　演：徐英姬/金甲洙/刘俊相/裴宗玉/朴河宣
类　　型：剧情/家庭
制片国家/地区：韩国
上映日期：2011－04－20(韩国)
又　　名：世上最美丽的离别/世界上最美丽的离别/The Last Blossom/The Most Beautiful Goodbye/Thanks To Family
获奖情况：

第48届韩国电影大钟奖(2011)：最佳女主角(提名)裴宗玉，最佳女配角(提名)徐英姬 / 金志映

《世上最美的离别》是导演闵奎东2011年执导的一部韩国电影。影片讲述了：仁姬是一位普通的家庭妇女，一辈子为家人操劳不休。婆婆身患老年痴呆症，丈夫事业发展不顺，女儿爱上了有妇

之夫，儿子3次高考失利，每个人似乎都有自己的烦恼，对于身边朝夕相处的仁姬从未真正关心。直到有一天，仁姬因为小便困难伴疼痛去医院就诊，发现自己患了晚期宫颈癌，而且已经转移到了膀胱，家人这才惊觉仁姬只剩下2个月的生命了！尽管每个人尽力弥补，但终究为时已晚，不久后仁姬离开了人世，留给家人无尽的遗憾和思念。

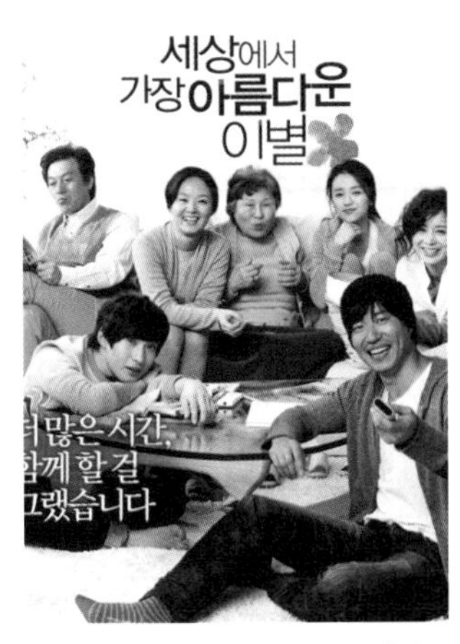

电影《世上最美的离别》海报

这部电影改编自韩国作家卢熙庆的同名著作，据说卢熙庆写就这本小说的目的就是为了纪念自己因癌症去世的母亲。影片为我们介绍了宫颈癌的疾病特点，同时生动刻画了一家人面对仁姬这位晚期癌症患者的各种反应。总体来说，全家人都感到“后悔”，不过每个人后悔的原因有所不同。接下来，就让我们结合宫颈癌的疾病知识，一起看看这一家人到底有哪几种“后悔”吧！

一、关于宫颈癌

宫颈癌是全球位居第二的女性恶性肿瘤，发病率仅次于乳腺癌，其中，其中80%的发病人群集中在发展中国家。近年来，随着西方发达国家宫颈癌筛查的普及，发病率呈缓慢下降趋势，但我国新发病例数和死亡病例数逐年上升，约占全球发病人数的1/3。宫颈癌好发于围绝经期（卵巢功能开始衰退至绝经后1年这段时期）的中老年女性，尤以50～55岁为高发年龄段。发病因素与人乳头瘤病毒（human papilloma virus，HPV）感染、多个性伴侣、性生活过早（<16岁）、性传播疾病、经济状况低下、口服避孕药和免疫抑制等因素相关。其中，HPV感染是一项重要的危险因素。HPV主要通过性途径传播，研究表明，大约99%的子宫颈癌组织中发现高危

型 HPV 感染。不过感染 HPV 并不意味着一定会癌变，80%的人群至少被 HPV 感染过一次，但大多数人感染后很快会被自身的免疫系统识别并清除，只有持续的 HPV 感染才会引起皮肤和黏膜发生病变[1]。

二、失责失察的丈夫

剧情回顾：仁姬最近排尿困难，而且还会伴随腹痛。在此之前，她的月经已经有一阵子没来了，白带有时也会异常，类似一种豆腐渣样的改变。仁姬一辈子节俭，因为怕花钱，平时很少去医院看病，这次实在是太难受了，所以决定去丈夫工作的医院看病。然而，丈夫认为仁姬是小题大做，叫她自己去药店买点止痛药吃就行了。仁姬没有听从丈夫的建议，她找到了熟人金医生，希望医生能帮自己检查一下。B 超探头下，金医生惊讶地发现：仁姬的宫颈长了一个巨大的肿瘤，而且已经突破子宫，侵犯到了膀胱！金医生不忍将检查结果告诉仁姬，悄悄地找来同是临床医生的丈夫进一步确诊。面对检查结果，丈夫瞬间石化了！他不敢相信自己的眼睛，无法接受这个事实，要求医生为仁姬再行全身体检。遗憾的是，检查结果不但与之前相同，而且还发现了淋巴转移，仁姬晚期宫颈癌伴转移的诊断被确诊了，丈夫后悔得抱头痛哭。

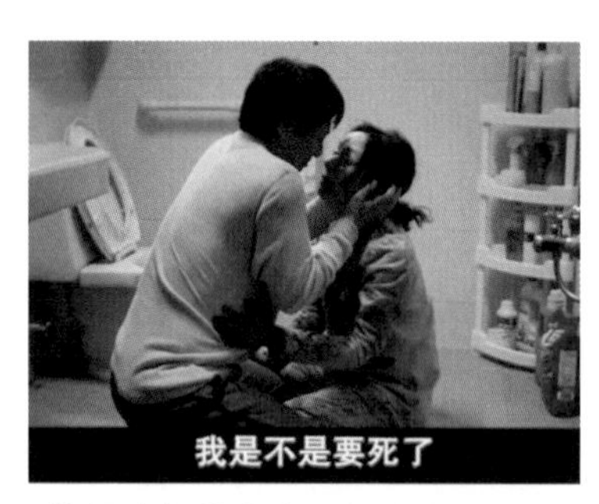

悔恨交加的丈夫和仁姬抱头痛哭

仁姬的宫颈癌为什么一发现就到了晚期？

这要从宫颈癌的疾病特征说起。宫颈解剖位置较深，起病隐匿，早期症状并不明显。临床上主要通过体检时宫颈细胞学检查和 HPV 检测、阴道镜检查、宫颈活组织检查进行诊断，而确诊主要依据组织病理学检查结果。因此，对于像仁姬这样没有定期体检，特别是没有进行过组织病理学检查的患者，要想早期诊断的确比较困难。随着病变的发展，患者出现白带异常、接触性出血、不规则流血以及阴道异常排液等症状，当肿瘤超越子宫侵犯到周围脏器，比如膀胱时，患者就会像仁姬一样感觉到尿频、尿急、尿痛和腹痛，并会因为症状无法自行缓解去医院就诊，而此时，疾病多半已经发展到了晚期。因此，鉴于宫颈癌的疾病特点，像仁姬这样一就诊就到了宫颈癌晚期的患者，临床上也不少见。

然而，令丈夫后悔的是，作为医生的妻子，仁姬本应该更早诊断。仁姬已经进入绝经期，该年龄段女性随着卵巢功能的衰退，体内激素水平和内环境发生了较大变化，容易导致持续性高危型HPV感染，属于宫颈癌的高危人群[2]。可是，丈夫却忽视了对于仁姬的关心。即使仁姬腹痛难忍想去医院就诊的时候，丈夫都认为她是小题大做，要她自己去药店买药吃，可以想见，此前如果仁姬也有类似的主诉，丈夫估计也是如此这般搪塞一下，并未把她的病痛真正放在心上吧。所以，丈夫的悔，一是后悔自己没有尽到一个做丈夫的责任，此为失责；二是作为一名临床医生没有及时发现家人的病情，此为失职。从延误病情的角度来看，丈夫的确有不可推卸的责任。

剧情回顾：在丈夫接近偏执的坚持下，仁姬被送上了手术台。由于肿瘤已经和周围器官发生了粘连，手术无法继续进行，仁姬的腹腔被打开后又被缝合了。接下来是化疗。由于白细胞太低，仁姬第一次化疗就发生了休克，因此化疗也只能被迫停止。尽管丈夫一再坚持继续化疗，但这次医生没有听从丈夫的意见，而是让仁姬回家“好生休养”。仁姬以为自己已经结束“手术治疗”和“化疗”，满心欢喜地回家了。只有丈夫知道，她剩下的时间已经不超过2个月了。

看到这里，我们可能会有些疑问：宫颈癌是怎样治疗的？为什么有的人需要切除子宫，有的人却只用放化疗？

根据中国抗癌协会妇科肿瘤专业委员会的《宫颈癌诊断与治疗指南(第四版)》意见，早期宫颈癌以手术治疗为主，中晚期宫颈癌以放疗为主、化疗为辅。其中，手术治疗适用于分期早于ⅡB期(不含ⅡB期)的患者，即肿瘤生长虽然已经超出子宫，但未到达骨盆壁或未到达阴道下1/3的患者。这就是为什么同样是宫颈癌，有些人可以手术治疗，有些人只能选择放化疗的原因。化疗广泛应用于与手术、放疗配合的综合治疗以及晚期复发性宫颈癌的治疗，通常采用以铂类(主要是顺铂)为基础的单药或联合化疗。放疗适合于各期、各种病理类型的宫颈癌，但对年轻的早期宫颈癌患者，考虑到保护卵巢功能的因素，还是首选手术治疗。

很显然，仁姬已经错失了手术的机会，自身条件又不适合化疗(休克会引起快速死亡)，因此医生建议她回家与家人度过最后的时光。可是同为医生的丈夫，为什么却要坚持手术和化疗呢?

我们已知，仁姬的病情发展与丈夫的失察失责有一定关系。因此，丈夫的行为可以理解为一种赎罪心理，即希望采取一定补救措施尽力挽救仁姬的生命。有研究显示，患者认为后续的补救性治疗对于延长生存时间具有重要作用。即使化疗只能使1%的人获益，也会有接近一半的患者愿意接受化疗，哪怕预期效果没有明显获益，也会有40%的患者接受化疗。这种明知没有受益仍要“积极”治疗的心态，即所谓的“坚持希望”，尽管这个希望很有可能根本就是无法实现的，但大多数人坚信“做点什么总比什么都不做要好”。因此，此时我们已经不能从一个医学专业人士的角度来评判丈夫的所作所为，他更多代表的是一类绝望、混乱、“病急乱投医”的患者家属形象。这也是为什么很多晚期癌症患者即使在疾病终末期仍会过度治疗的原因。

三、不能为母亲分担痛苦的女儿

剧情回顾：回家后，仁姬的身体并没有像她期待的那样康复起来，反而变得越来越虚弱：恶心、呕吐、消瘦、乏力、无法进食、全身瘀斑、剧烈疼痛，即使服用了止痛药也无济于事。直到此时，仁姬才得知自己真实的病情。即将走到生命的终点，仁姬考虑得最多的仍是家人，比如规劝女儿离开已婚男友，寻找一份专属于自己的幸福。看着母亲一步步走向死亡，自己不但不能够提供任何帮助，而且还要母亲为自己操心，女儿内心既后悔又难过。

影片中，仁姬代表的是部分居家癌症患者临终前的真实处境。对于女儿来说，眼睁睁看着母亲受苦，自己却一点儿忙也帮不上，的确是一件残忍而又痛苦的事情。那么，临床上有没有更好的办法帮助晚期癌症患者减轻痛苦，改善最后的生活质量呢？答案是“有”。姑息治疗可以为这些患者提供帮助。

姑息治疗是一种以疼痛管理、其他不适症状管理以及心理和精神医学照护为主的治疗。主要目的是预防和减少患者的痛苦，并让患者及其家庭获得较好生活质量。研究表明，通过基线评估、随访、症状管理、与患者和家属沟通、开展疾病宣教等方式，姑息治疗能使患者的生活质量更高、发生抑郁的可能性更小、医疗费用更低以及生存时间更长（与对照组相比延长了 2.7 个月）。因此，当治愈性治疗无效时，姑息治疗应该成为主要的治疗方式[3]。遗憾的是，虽然患者对于姑息治疗的需求很大，但目前能够提供服务的机构却远远不足。即使是姑息治疗开展得最好的美国，也仅有不到 30%的癌症中心能够提供门诊服务和住院病房，接受姑息治疗计划的癌症患者仅有 38.3%，大部分患者的治疗时间不超过 20 天。因此，姑息治疗虽然已经得到医学界的认可，但真正实施起来还有很大困难。不过随着医学理念的不断更新，姑息治疗的作用越来越被重视，更多

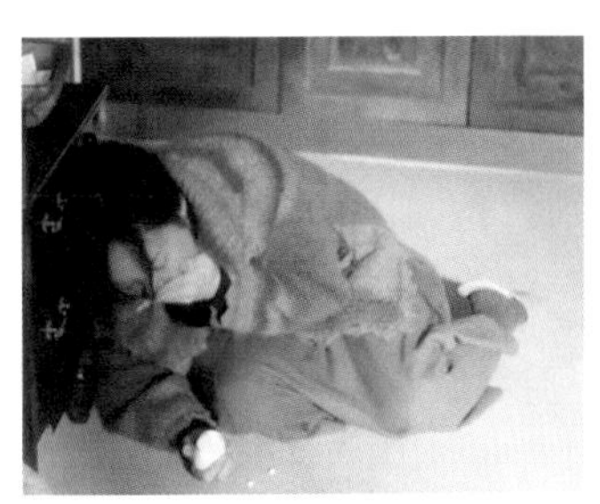
剧痛中的仁姬服用止痛药

的专门的治疗机构也在逐步建立起来。设想将来的某一天，如果女儿再次遇到和仁姬一样的晚期癌症患者，应该除了后悔和自责，还会有更多更好的选择吧。

四、没有尽到孝道的儿子

剧情回顾：儿子是最后一个得知母亲病情的人。仁姬多次请求儿子教她学电脑，却被儿子用各种借口推脱。当他得知母亲的"治疗"没有任何效果，很快就要死亡时，后悔得痛哭流涕，他后悔没有好好孝顺过母亲，没有关心过母亲的健康，可是现在已经太晚了，做什么都已经来不及了。

的确，儿子此时再想为仁姬尽孝心已经为时已晚。不过宫颈癌从癌前病变发展到癌，通常需要 10～15 年的时间。倘若仁姬的家人能够及早关注她的健康，给予定期监测和治疗，及时阻断病变进展，宫颈癌是完全可以预防的。目前来说，宫颈癌的预防主要包括以下两个方面：

（1）早期诊断。临床常用"三阶梯"诊断技术。首先采用薄层液基细胞学技术在显微镜下观测宫颈细胞，条件允许的情况下，还可进行 HPV 检测。如果发现宫颈细胞有异常，则需要进行阴道镜检查。在电子阴道镜高倍放大 40 倍的视野下，观察宫颈癌前病变好发区域表层的细微变化。如果阴道镜检查中发现异常，可对可疑病变部位进行多点活检，并进行组织病理学检查。经过以上"三阶梯"检查，基本就能确定宫颈病变，发现早期宫颈癌，防患于未然了[4]。世界卫生组织建议，年满 18 岁并有过性生活的女性，每年都应进行一次宫颈癌筛查。除了定期的宫颈疾病筛查之外，各年龄段的女性只要有性交后出血，都要引起高度重视，尽早去医院检查，及时排查宫颈癌。

（2）接种 HPV 疫苗。目前全球预防性 HPV 疫苗有 3 种：二价、四价和九价疫苗。所谓"价"，是指疫苗包含的 HPV 病毒抗原的种类。“价”越高，代表其能预防的 HPV 亚型越多，对于接种者的保护性越强。由于 HPV 主要通过性途径传播，接种 HPV 疫苗对于无 HPV 感染人群具有较好的保护性。因此，目前世界卫生组织推荐 9～14 岁未发生性行为的女孩作为首要接种对象，而我国《宫颈癌综合防控指南》建议最佳接种对象为 13～15 岁。具体接种年龄范围包括：二价疫苗 9～45 岁、四价疫苗 20～45 岁、9 价疫苗 16～26 岁。研究表明，年龄越小接种的效果越好，这可能与年龄越小，发生性行为的频次越少，从而被 HPV 感染的机会越小有关。接种 HPV 疫苗的禁忌证较少，除了发热、肿瘤、HPV 疫苗过敏、已发生宫颈癌或癌前病变的人群，其他人群均可接种。哺乳期妇女不受影响，妊娠期妇女不建议在孕期接种。目前上述三种疫苗在我国均已经上市，国产 HPV 疫苗仍在研制中。

不过，对于像仁姬这样的绝经期女性，接种 HPV 疫苗的意义已经不大。一方面最早的四价疫苗上市于 2006 年，当时她已经 48 岁，超出了疫苗的接种年龄；另一方面仁姬可能已经处于一种持续性 HPV 感染状态，此时疫苗接种的保护性作用也无法体现。因此，对于绝经期女性宫颈癌的一级预防措施主要还是早发现、早诊断、早治疗。

电影带给我们的启示

癌症与死亡是韩国电影最擅长演绎的主题之一。电影《世上最美的离别》虽然用唯美的镜头为我们讲述了一个母亲患癌的故事，但实话实说，我们在观影过程中并没有感受到太多的美丽，反倒是沉重、难过、遗憾占据了情感的更大部分。

仁姬代表的是最传统的一类女性形象，尤其是在亚洲地区非常常见。她们普遍文化程度不高，罹患妇科疾病羞于向家人启齿；性格极度隐忍，即使疼痛也不轻易吭声；实在忍受不了才会去医院就诊，而此时疾病多半已经发展到了晚期；临终之前，她们最关心的仍然是家人，写下无数个小字条，贴在家里的每一个角落，提醒家人如何继续正常生活。

这类母亲在我们的生活中其实并不少见。看到她们，我们的内心作何感受？影片中，丈夫、女儿和儿子说的最多的是“对不起”三个字，字字如同重锤敲打在我们的心上。母亲倾其所有为我们奉献了一生，我们又为她们做过什么呢？每逢母亲节，商场里堆起了琳琅满目的商品，餐厅门口排起了长长的队伍，康乃馨也趁机涨到了10元钱一支。可是，我们有没有认真想过，母亲最需要的是什么？一项社会调查显示，超过80%老年女性最大的心愿是“健康”，而其中最主要的一个原因，却是希望自己不要因为疾病成为家庭的负担。

因此，这部电影更像是一种反省：我们有没有尽到为人子女的责任？是不是已将对母亲的索取视作了习惯？趁着母亲仍然健在的时候，我们还能做些什么？假若每年我们能够抽出一点时间，陪伴母亲做一个健康体检，帮助她们在疾病初期早诊断、早治疗，疾病晚期提供更好的照护，甚至陪伴她们有尊严地走完人生最后一程，是不是比送一束花、吃一顿饭更加符合母亲的心愿呢？

子欲养而亲不待。影片最后，儿女们为仁姬留下了忏悔的眼泪。可是，母亲已经去世，这份忏悔只能化作永远的遗憾。

母亲是世界上最爱我们的人。

请善待我们的母亲。

参考文献

[1] 于甜甜. 围绝经前后宫颈癌病理特征分析[D]. 郑州：郑州大学，2019.

[2] 农秋锋. 宫颈癌疫苗及其应用研究进展[J]. 内科，2020，15(01)：57－59.

[3] 王杰军，宋正波. 肿瘤姑息治疗的研究[J]. 中国医疗保险，2016，03：57－59.
[4] 王元. 三阶梯检查助力早期诊断宫颈癌[J]. 江苏卫生保健，2018，06：22.

谁夺走了我们的记忆？
——电影《依然爱丽丝》带你走近阿尔茨海默病

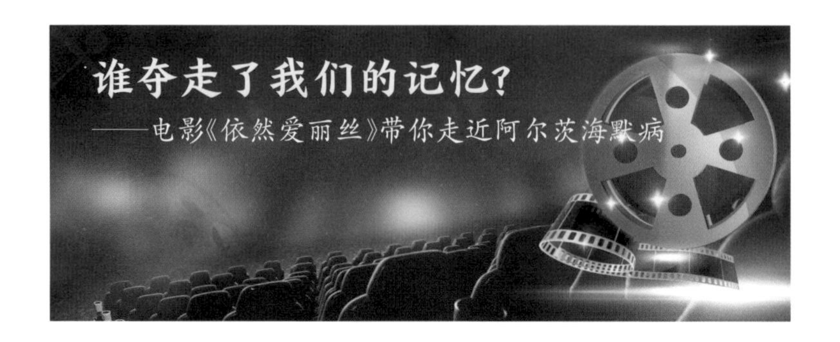

电影背景

中 文 名：依然爱丽丝　英 文 名：Still Alice
导　　演：理查德·格雷泽/沃什·韦斯特摩兰
编　　剧：理查德·格雷泽/沃什·韦斯特摩兰/莉萨·吉诺瓦
主　　演：朱丽安·摩尔/凯特·波茨沃斯/肖恩·麦克雷/亨特·帕瑞施/亚历克·鲍德温
制片国家/地区：美国/法国
上映日期：2014－09－08(多伦多电影节)/2015－02－20(美国)
又　　名：永远的爱丽丝(港)/我想念我自己(台)/还是爱丽丝/依旧爱丽丝/勿忘我/Para Sempre Alice
获奖情况：

第 87 届奥斯卡金像奖(2015)：最佳女主角朱丽安·摩尔

第 72 届金球奖电影类(2015)：剧情片最佳女主角朱丽安·摩尔

第 21 届美国演员工会奖电影奖(2015)：最佳女主角朱丽安·摩尔

第 86 届美国国家评论协会奖(2014)：最佳女主角朱丽安·摩尔，十佳独立电影

第 30 届美国独立精神奖(2015)：最佳女主角朱丽安·摩尔

第 24 届哥谭独立电影奖(2014)：最佳女演员朱丽安·摩尔

第 18 届好莱坞电影奖(2014)：年度女主角朱丽安·摩尔

第 13 届华盛顿影评人协会奖(2014)：最佳女主角朱丽安·摩尔

第 40 届洛杉矶影评人协会奖(2014)：最佳女主角(提名)朱丽安·摩尔

第 27 届芝加哥影评人协会奖(2014)：最佳女主角朱丽安·摩尔

第 18 届美国在线影评人协会奖(2014)：最佳女主角(提名)朱丽安·摩尔

第 17 届美国青少年选择奖(2015)：最佳剧情片女演员(提名)克里斯汀·斯图尔特

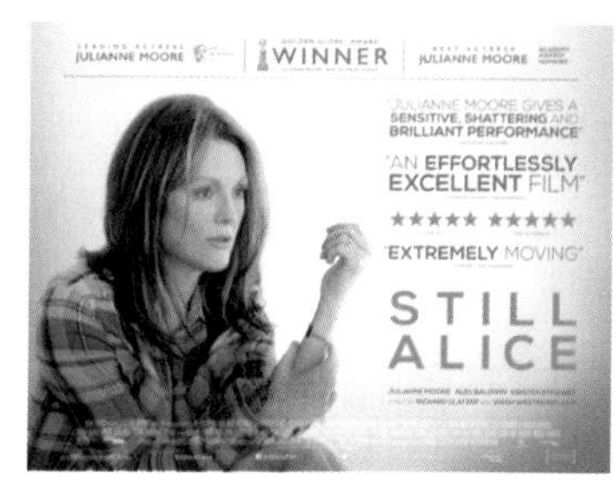

电影《依然爱丽丝》海报

随着中国人口老龄化程度的逐渐加重，我们身边的失智失能老人越来越多，“阿尔茨海默病”(Alzheimer's disease，AD)这个名词逐渐走进我们的生活。可是，对大多数人来说，阿尔茨海默病可能只是一个一知半解的医学术语。如果你想了解“阿尔茨海默病是一种什么病？什么样的人容易患阿尔茨海默病？我们可以提前预防吗？”就让我们一起跟随电影《依然爱丽丝》，走近“阿尔茨海默病”，共同探究这个与老年人群密切相关的疾病吧！

电影《依然爱丽丝》是导演理查德·格雷泽 2014 年执导的一部美国电影，豆瓣评分 8.0，共计 7.2 万人看过。爱丽丝是哥伦比亚大学的一位语言学教授，工作卓越，家庭幸福，3 个子女聪明健康。50 岁那年，爱丽丝患上了家族性阿尔兹海默病，从此，睿智的思想、丰沛的感情、珍贵的记忆都从她生命中逐渐消逝。幸好家人对她不离不弃。在家人浓浓爱意的陪伴下，爱丽丝身患重病却依然坚强而又勇敢地生活。影片中，演员朱丽安·摩尔生动演绎了爱丽丝从发病到疾病晚期的全部过程，从最开始的经常遗忘东西到最后不认得自己的家人甚至无法进行正常的语言交流，朱丽安·摩尔以其精湛的表演深深打动了观众并荣获了第 87 届奥斯卡金像奖最佳女主角、第 72 届金球奖最佳女主角等 9 项大奖，成为了当年度电影作品类的最大赢家。

一、"阿尔茨海默病"是一种什么病？

阿尔茨海默病是一种发生于老年和老年前期，以进行性认知功能障碍和行为损害为特征的中枢神经系统退行性病变，临床上表现为记忆障碍、失语、失用、失认、视空间能力损害、抽象思维和计算能力损害、人格和行为改变等。作为老年人群最常见的痴呆类型，AD 占老年期痴呆的 50%～70%。根据有无家族遗传史，AD 可分为家族性和散发性两种类型。其中，家族性 AD 的发生率不到 10%，绝大多数（超过 90%）是找不到具体原因的散发性 AD。影片中，爱丽丝罹患的就是家族性 AD。下面就让我们跟随电影情节一起来了解家族性 AD 吧！

爱丽丝最近发现自己记忆力明显衰退，演讲时经常忘词，在校园里跑步居然迷路，这和之前那个口若悬河、反应灵敏的爱丽丝简直判若两人。于是，爱丽丝去医院神经科就诊。医生对其进行了记忆力测试，结果令人大吃一惊，爱丽丝的记忆力衰退程度与其年龄特征严重不符，而且大脑功能有明显减退迹象（比如医生告诉她某个人名、年龄和地址，几分钟后她就遗忘了）！*

---

* 小知识

"记忆障碍"是 AD 的典型临床表现。早期 AD 主要表现为近事记忆衰退，即忘记日常所做的事情和常用的一些物品，随着病情发展，患者会逐渐出现远期记忆减退，即对很久以前发生的事情也会发生遗忘。

根据爱丽丝的症状，医生详细询问了既往史、个人史、婚育史和家族史，得知爱丽丝已经进入更年期，生病之前身体健康，睡眠状态良好，家庭生活幸福，没有头部受伤史，没有抑郁症倾向，没有嗜烟、嗜酒、滥用药品等不良嗜好，坚持跑步锻炼身体，唯一可疑的地方就是父亲去世前曾经有过神志不清的表现，不过这也并不能说明什么，父亲的症状或许与其长期嗜酒有关。因此，为了明确诊断，医生建议爱丽丝抽血化验并进行头颅磁共振成像检查，排除感染、中毒、受伤以及脑血管病、脑肿瘤等导致的认知障碍。*

结果显示，爱丽丝的血液检查并无异常，头颅磁共振未见脑血管病变或肿瘤。于是，结合爱丽丝的发病特征和记忆力测试结果，医生把焦点聚集在 AD 上面，建议她进行 PET－CT 检查，拟从分子水平进一步寻找诊断依据。果然，PET－CT 结果显示，爱丽丝的大脑区域出现了高 β 淀粉样蛋白沉积（β-amyloid，Aβ），而根据 AD 发病机制中的 Aβ 瀑布假说，Aβ 的生成与清除失衡是导致神经元变性和痴呆发生的起始事件。于是，爱丽丝被高度怀疑患上了 AD。

然而，丈夫对于医生的诊断提出了质疑，他认为部分认知正常的老年人也会出现 Aβ 沉淀，仅凭 Aβ 沉淀是否就能诊断 AD？是否还有必要通过基因检测进一步明确诊断？医生认为爱丽丝的发病年龄太早，比起其他认知正常但也出现了 Aβ 沉淀的老年人来说，她比他们年轻了太多。另外，她还有大脑功能减退的表现，因此考虑 AD 的可能性较大。不过，对于爱丽丝这种早发病例，进一步检

---

* 小知识

AD 是老年期最常见的痴呆类型，除此以外，缺血性或出血性脑血管病或者心血管病导致的血管性痴呆、部分脑功能区（额叶颞叶）萎缩导致的额颞叶痴呆以及帕金森病痴呆，甚至颅压脑积水、感染、中毒、代谢性疾病都能导致痴呆。因此，当一位老年人出现认知障碍的症状，在诊断 AD 之前，还需排除以上疾病。

红色区域是高淀粉样β-蛋白
The red areas are high and beta amyloid.

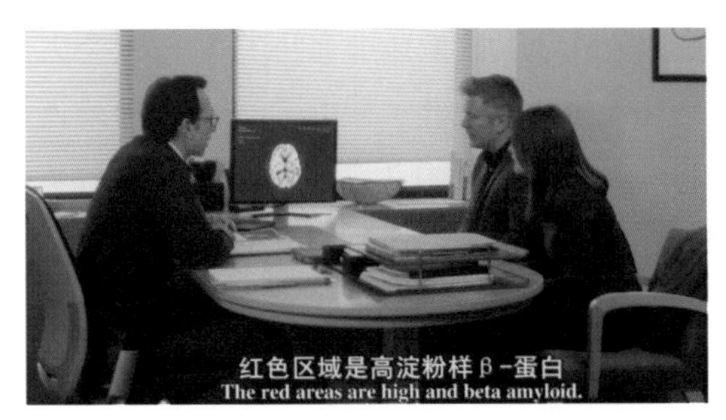

爱丽丝大脑区域出现的高β淀粉样蛋白沉积

测早老素基因突变倒也非常必要，可以进一步明确是否为家族性AD。于是，医生邀请遗传学顾问一起参与爱丽丝的诊断。*

不幸的是，爱丽丝的基因检测结果呈现阳性。根据医生介绍，爱丽丝的子女如果携带这种突变基因将会100%发病，可以推测当时她检测的是*PS1*基因，而家族性AD的*PS1*基因突变可以导致Aβ的过度生成，这也佐证了爱丽丝PET-CT检查结果的原因。剧情发展到这里，爱丽丝家族性AD的诊断完全成立。更不幸的是，大女儿的基因检测也呈阳性，这意味着AD将有可能在这个家族一直延续下去。

二、什么样的人会得阿尔茨海默病？

看到这里，大家可能会提出一个疑问：什么样的人容易患AD？是不是我们老了都有可能患上AD？接下来，就让我们一起来了解哪些因素和AD相关。

---

* 小知识

家族性AD呈常染色体显性遗传，多于65岁前起病。最常见的是位于21号染色体的淀粉样前体蛋白(amyloid precursor protein，*APP*)基因、位于14号染色体的早老素一(presenilin 1，*PS1*)基因，以及位于1号染色体的早老素二(presenilin 2，*PS2*)基因突变。携带*APP*和*PS1*基因突变的人群几乎100%发展为AD，而携带*PS2*基因突变的人群发展为AD的概率约为95%。

1. 年龄

AD的患病率与年龄密切相关，年龄平均每增加6.1岁，患病率就升高1倍。据世界卫生组织统计，全球65岁以上老年人群AD的患病率为4%～7%，而在85岁以上老年人群中的患病率可高达20%～30%。因此，根据我国人均预期寿命77.3岁的现状来看(数据来自国家卫健委发布的《2019年我国卫生健康事业发展统计公报》)，有生之年，我们确实极有可能患上AD。

2. 性别

关于性别与AD患病率之间的关系目前尚不明确，不同研究报道的研究结果不同。影片中，我们发现AD患者以老年女性居多，尤其是爱丽丝去拜访的一家AD照护机构，除了一名老先生，其余全是老太太，这个现象可能与女性绝经后雌激素水平降低有关，而爱丽丝本人也是一名进入更年期的中老年女性。

3. 遗传因素

影片中家族性AD的发病原因与*PS1*基因突变有关；而散发性AD尽管候选基因众多，目前认为最为相关的是载脂蛋白E(apolipoproteinE, APOE)基因[1]。*APOEε4*携带者是散发性AD的高危人群，研究显示，携带一个*APOEε4*等位基因的人群，其罹患AD的风险约为正常人的3.2倍，而携带2个*APOEε4*等位基因的人群，其患AD的风险为正常人的8～12倍。

4. 饮食

膳食因素与大脑老化和认知功能障碍有着直接的相关性[2]。大量研究表明，饱和脂肪的摄入与AD患病率增加有关。高饱和脂肪和反式脂肪酸饮食会升高血清中胆固醇水平，而中年时期血清胆固醇水平升高将会导致老年期患AD的风险增高3倍。另外，水果和蔬菜摄入不足会导致各种抗氧化剂和生物活性成分不足(包括维生素E和维生素C、类胡萝卜素、类黄酮和其他多酚等)，尤其是膳食多酚摄入不足，会显著影响其保护神经系统的作用。

5. 吸烟

吸烟对于AD的影响一直颇有争议。过去认为吸烟有助于改善认知能力下降,这可能与尼古丁受体激动剂的神经保护作用有关。然而,一项针对70岁以上老年女性的研究表明,吸烟虽然不是导致认知能力下降或身体机能衰退的重要风险因素,但会对其心理、精神和神经方面造成障碍,加速其精神衰老的风险。

6. 三高状态

高血压、高血糖、高胆固醇和血管功能异常会导致神经元细胞功能障碍以及Aβ清除能力下降,进而导致认知功能损害。有研究表明,血浆中同型半胱氨酸水平高于14 mmol/L时,患者发生AD的风险增加了1倍。

因此,总体来说,AD的患病率虽然与年龄密切相关,但并非所有高龄人群都会发病,其危险因素和基因突变、雌激素水平降低、不健康的膳食习惯、吸烟、三高状态和血管功能异常等有关。

三、如何预防阿尔茨海默病?

正如片中所示,爱丽丝进入痴呆阶段后逐步出现认知功能损害并导致日常生活能力下降,由于目前没有能够有效逆转认知缺损的药物,因此,爱丽丝的治疗仅限于对症支持治疗。医生开给她的"安理申"和"盐酸美金刚片"均属于缓解症状的药物,不能从根本上阻止病情的进展。*

因此,AD的预防要从源头做起,做好"三级预防"。其中最重

* 小知识

"安理申",盐酸多奈哌齐片,乙酰胆碱酯酶抑制剂(AChEI),主要提高脑内乙酰胆碱水平,加强突触传递;"盐酸美金刚片",N-甲基-D-门冬氨酸(NMDA)受体拮抗剂,具有调节谷氨酸活性的作用,这两种药物均有助于改善患者的认知功能,但不能逆转病情的发展。

要也最有意义的是一级和二级预防工作。

一级预防主要针对 AD 的危险因子,采取全人群病因预防。WHO 提出的人类健康四大基石“合理膳食、适量运动、戒烟限酒、心理平衡”就是一级预防的基本原则,具体包括均衡饮食、限制烟酒、适当运动、勤做脑部运动和参与社会活动等。从预防效果来看,一级预防是最积极、也最有效的预防措施,实施时间可以提前到中年时期。

二级预防主要针对临床前阶段。AD 在痴呆之前还有一个极为重要的痴呆前阶段,此阶段可能存在病理生理改变,但没有或仅有轻微的临床症状(如记忆力轻度受损、学习能力轻度下降等),不影响日常生活能力,达不到痴呆的程度。痴呆前阶段如果能够“早发现、早诊断、早治疗”,有助于延缓疾病的进展,患者平均生存时间可以达到 6.8 年。预防措施主要包括调整膳食模式、加强体力锻炼和认知训练等,营养学家尤其推荐“地中海式饮食模式”。*

三级预防主要防止伤残、促进功能恢复、延长患者生命和降低病死率,预防措施涉及个人、家庭、社区、机构和国家各个层面。这级预防的投入成本最高,执行难度也最大。影片中,爱丽丝和家人就从个人和家庭层面为延缓 AD 病情付出了巨大努力。爱丽丝为了表达自己对抗 AD 的决心,报名参加了 AD 协会举办的公开演讲。为了这次演讲,爱丽丝花了 3 天时间准备讲稿,提前在家反复练习,并通过视频试讲给小女儿听。然而,当小女儿提出增加一些个人感受时,爱丽丝突然变得激动起来:“不行,我已经写完了!我

---

* 小知识

“地中海饮食”是一种源自地中海地区饮食习惯的膳食模式,强调多吃蔬菜、水果、鱼、海鲜、豆类、坚果类食物,限制红肉摄入量,提倡用含有不饱和脂肪酸的植物油烹饪(比如橄榄油)。该膳食模式被认为有助于降低患老年痴呆症的风险,尤其是在 *ApoE*ε4 的非携带者中。

不想修改！我要用这支黄色的笔(她已记不起荧光笔该怎么表达)做上标记，才不会把同一句话反反复复重复好多遍！”此时的爱丽丝已经进入了痴呆中期，尽管内心不愿向疾病低头，但身体已经被疾病牢牢禁锢，因此她痛苦、愤恨、纠结，每一天都过得无比艰辛。不过，嘴上尽管拒绝修改，实际上最终面对听众的时候，爱丽丝还是融入了自己患病以后的真情实感。站在讲台上，她满怀深情地向其他 AD 患者袒露心声：“我失去了理智，失去了物件，失去了睡眠，失去了记忆，但我还在努力挣扎，挣扎着继续和过去的我保持联系，我发现每天都在学习失去的艺术。”那个曾经编写过教科书、在世界各地举办过讲座的语言学家，此刻已经变成了一名需要拿着荧光笔逐字逐句念稿的 AD 患者，我们能够感受到她的痛苦，但更感动于她不屈服于病痛的勇气、不放弃“挣扎”的执着以及把“失去”视作艺术的豁达。

正因为如此我发现我每一天都在学习失去的艺术
And as that person, I find myself learning the art of losing every day.

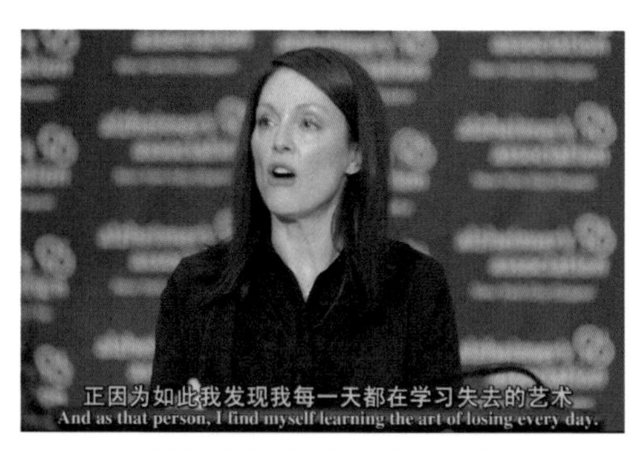

爱丽丝在 AD 协会上的演讲

与此同时，影片也为我们展示了爱丽丝家人为她提供的强大支撑。小女儿为了照顾她甚至放弃了自己钟爱的表演事业，专门搬回家里与母亲同住。影片最后，小女儿为疾病晚期的爱丽丝读书，小女儿问：“我刚才读了什么？你喜欢吗？”此时的爱丽丝已经无法用完整的句子作答，她含糊地吐出了一个单词“love”。是的，正是“love”为爱丽丝提供了温暖的港湾，让她在患病之后不但没有被抛弃，反而能从家人那里不断获得与疾病抗争的力量。

电影带给我们的启示

从医学专业的角度来看，电影《依然爱丽丝》对于AD的介绍，尤其是家族性AD的诊断情节，演绎得不但逼真而且专业。对于普通观众来说，通过观影体验，我们可以初步了解家族性AD的发病原因（基因突变）、发展过程、治疗方法（对症治疗）和预防措施（个人、家庭和机构照护），对于AD这类疾病起到了较好的科普和宣教作用，值得我们以家庭为单位一起观看。

值得一提的是，AD照护机构在这部电影中也有所体现。爱丽丝害怕自己到了疾病后期无人照顾，悄悄走访一家专门收治AD老人的社会机构。机构负责人得意洋洋向她介绍：本机构采用了最先进的“互动式”护理模式，不给老人设置任何物理的身体限制，只需佩戴一个特殊手环，就能随时监测老人的定位，有效防止失智老人走失。话音未落，一位老人刚刚离开自己的座位，身上的报警器就滴滴叫了起来，与此同时旁边的看护立即强行将她“安抚”到凳子上去，老人尽管非常不情愿，嘴里含糊不清地嘟囔着，但还是可怜而又无助地回到了座位上。这一幕给我们留下了深刻的印象。随着科学技术的飞速发展，信息化穿戴设备越来越多运用于老年人群照护，但影片想给我们传递的另外一层意思是：这种所谓的高科技产品无异于一双电子脚镣，在防止老人走失的同时也是一种人身禁锢，相比家人温暖的陪伴，社会机构透出一股冰冷的寒意，只有家人和爱才是呵护AD患者最后一公里的生命臂弯啊！

整部电影提醒我们，每个人都有衰老的那一天，AD距离我们并不遥远。在呼吁全社会加强关爱老年人的同时，我们希望中年人能从现在开始关注自己的健康，而年轻人则需对父母多一分理解和包容，因为某些老人“怪异”的行为背后可能就是AD的早期表现。更重要的，正如影片中演绎的那样，也许将来某一天，当你想和他们亲近的时候，他们已经认不出你了。因此，与其到时候子欲养而亲不在，不如现在多抽出一点时间陪伴家人，让他们在还记得你的时候保留更多美好的记忆。

最后这段文字摘自爱丽丝在AD协会上演讲的内容，值得我们思考和回味。

> 谢谢大家给我这次演讲的机会。诗人伊丽莎白·毕晓普曾写道：“失去的艺术并不难掌握，很多事情看上去都终将会失去，但这种失去并不意味着灾难”。我不是诗人，我只是一个患有早期阿尔茨海默病的普通人。正因为如此，我发现我每一天都在学习失去的艺术。失去了我的理智和方向，失去了物件，失去了睡眠，最重要的是失去了记忆。我的一生都在积累各种各样的记忆。某种意义上说，记忆成为了我最珍贵的财产。我遇见我丈夫的那一天，我第一次拿到我写的教科书的时候，有了孩子，交了朋友，环游世界，都是我生活中的积累，都是我工作如此努力的原因。现在这一切都被剥夺了。你们可以想象，或者你们也经历过，这简直是地狱。但情况还在变糟。我们早已不是原来的自己，谁还能认真地对待我们呢？我们怪异的举止和笨拙的话语，改变了他人对我们的看法，也改变了我们对自己的看法。我们变得可笑，失去能力又滑稽，但这都不是我们该有的样子。只是疾病让我们变成了这样。和其他疾病一样，某种原因导致了这种疾病，同样也会有一剂良方将其治愈。我最大的愿望是我的孩子、我们的孩子、我们的下一代不用面对我们正在面对的一切。但至少到目前为止，我还活着。我知道我还活着。我有深爱的人，有我想完成的事情。我责怪自己不能记清事情，但每一天我都经

历着纯粹的幸福与愉悦。请不要认为我在经受痛苦。我并不痛苦，我在努力挣扎。挣扎着融入，挣扎着继续和过去的我保持联系。我告诉自己，活在当下。这真的是我现在唯一能做到的。活在当下，不要被击垮。不要为了去掌握失去的艺术把自己击垮。尽管如此，我会试着记住今天在这里讲的话。这段记忆会消失，我知道它会消失，也许明天就会消失。今天在这里讲话，对我而言意义重大。因为以前那个雄心勃勃的我总是被交流的魅力所折服。感谢大家给我提供这次机会，对我来说意义重大，谢谢大家。

参考文献

[1] 付佳佳，邓爱萍，刘焦，等. 阿尔茨海默病、载脂蛋白 E、肠道菌群三者相关性分析[J]. 胃肠病学和肝病学杂志，2021，30(1)：1-5.

[2] 王星，崔宇，刘晶晶，等. 阿尔茨海默病与日常膳食的关系[J/OL]. 中国食品学报：1-5[2021-06-16]. http://kns.cnki.net/kcms/detail/11.4528.TS.20210616.1539.007.html.

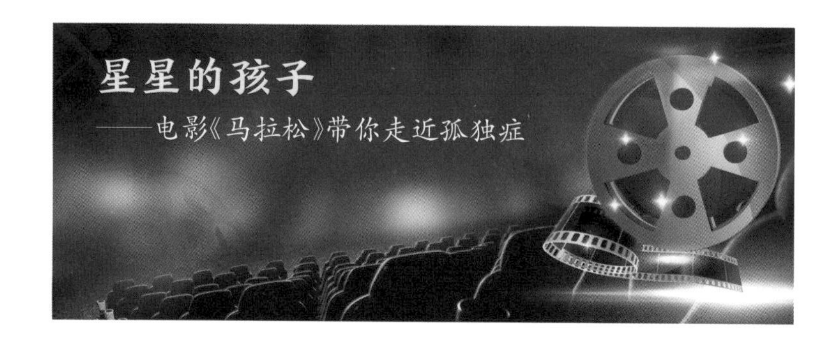

电影背景

中 文 名：马拉松　韩 文 名：말아톤

导　　演：郑胤澈

编　　剧：郑胤澈

主　　演：曹承佑/李基英/金美淑/安内相/李星民

制片国家/地区：韩国

上映日期：2005-01-27(韩国)

又　　名：我的马拉松/马拉松小子/Marathon

获奖情况：

第41届韩国百想艺术大赏电影奖(2005)：最佳男演员曹承佑，最佳电影剧本郑胤澈

第42届韩国电影大钟奖(2005)：最佳电影，最佳策划，最佳编剧郑胤澈，最佳男演员曹承佑，最佳女演员金美淑，最佳男配角李基英，最佳新人导演郑胤澈，最佳音乐奖金俊成，人气男演员曹承佑

第26届韩国青龙电影奖(2005)：最佳电影(提名)，最佳男演员(提名)曹承佑，最佳新人导演郑胤澈，最佳剧本(提名)宋艺珍/尹镇浩，最佳配乐金俊成

有一类孩子，外表看起来虽然和其他孩子没有太大区别，但他们兴趣单一，不会与人交流，对人对事反应冷漠，仿佛生活在一个与世隔绝的自我世界里。这类孩子有一个共同的名字——“星星的孩子”，就像天上的星星，在遥远而漆黑的夜空中独自闪烁。“星星的孩子”其实属于一个特殊群体：孤独症患者。孤独症是一种什么病？它有哪些典型表现？和精神病、智力低下有何区别？能够治疗吗？带着这些疑问，今天就让我们一起观赏电影《马拉松》，跟随电影镜头共同走进孤独症患者的世界。

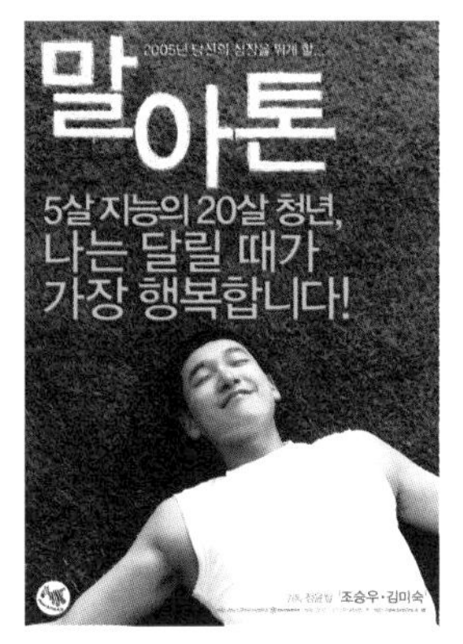

电影《马拉松》海报

《马拉松》是韩国导演郑胤澈 2005 年拍摄的一部励志电影。影片讲述了：楚元从小被诊断为孤独症，妈妈为了减轻疾病对孩子的影响，带着孩子爬山、游泳和跑步，聘请教练对其进行马拉松训练，希望通过奔跑帮助楚元成为一个“正常”人。最终，经过楚元坚持不懈的努力，在家人和教练的鼓励下，楚元在 Chun cheon 马拉松比赛中获得了 3 小时以内完赛的佳绩。影片根据孤独症患者裴亨振的真实故事改编，被称为韩国的《阿甘正传》。目前豆瓣评分 8.2，共计 1.7 万人观看过。2005 年该片荣获第 42 届韩国电影“大钟奖”最佳影片、最佳编剧、最佳男演员等 7 项大奖，成为韩国当年最具影响力的电影之一。

一、什么是孤独症？

孤独症，英文 Autism，源自希腊语“autor”，意指“自我”，用来强调孤独症患者最突出的“自我兴趣”特征。由于患者生活在“自我”的精神世界中，好像与外部社会隔离，因此孤独症又称自闭症。2013 年，为了充分表现孤独症种类繁多、严重程度不一的特点，医学界选用了一个新的病症名称——孤独症谱系障碍（autism spectrum disorder，ASD）。以下为了方便表达，均用 ASD 指代孤独症。

ASD 起病于婴幼儿时期，是一组神经发育障碍性疾病，特征表现为不同程度的社会交往障碍、语言发育障碍以及兴趣狭窄和行为方式刻板症状，75%～80%患者伴有智力低下，预后较差。ASD 的病因与遗传、环境、免疫等多种因素有关，各种作用于神经系统的损害都有可能导致 ASD 发生。流行病学调查显示，目前全世界 ASD 患病率约为 1%，我国 ASD 患病率为 1%～2%。其中，男性患病率高于女性，男女患者比例为（2.3～6.5）∶1。影片中，楚元 4 岁时因为语言发育迟缓被妈妈带去医院就诊，经过检查，医生诊断为 ASD，并告知妈妈该病恢复困难，将来楚元会成为一个残疾人。这个诊断给楚元的家庭带来了沉重打击。近年来，像楚元这样的患者人数逐渐增多。2013 年美国疾病控制与预防中心统计的报告显示，在 6～17 岁的孩子中每 50 个孩子中就有 1 个 ASD 患者，增长趋势十分明显[1]。随着发病率的升高，ASD 给家庭和社会带来了巨大的精神压力和经济负担，已经成为了一个沉甸甸的社会问题。

二、孤独症有哪些表现？

通常来说，患者如果持续出现社会交往障碍、语言发育迟缓以及兴趣范围狭窄和刻板重复的行为模式，在排除精神分裂症、智力发育障碍和其他广泛性发育障碍后，可以做出 ASD 诊断。那么，具体表现有哪些症状呢？接下来就让我们跟随电影情节，一起来了解 ASD 有哪些特征性表现。

（一）社会交往障碍

社交行为方面，楚元不会与人目光对视，回答问题时总是“环顾左右”，面部表情没有“喜、怒、哀、乐”的变化，即使跑步比赛获得了季军他也不会笑，就连最亲近的妈妈也不知道儿子内心的想法。

社会关系方面，楚元分不清人与人之间的亲疏关系，遇到比自己年幼的弟弟，他会毕恭毕敬90°鞠躬(非常不符合韩国的长幼顺序)；而面临父亲离家出走的情境，他却表现不出来正常的依恋反应和悲伤情绪。社交礼仪方面，楚元不知道吃饭时大声放屁是不礼貌的行为，而找不到泳裤，赤裸着身体跑进泳池，他也不会感到半点儿羞愧。此外，楚元大部分时间都是独处，不会主动接触别人，也不与同龄的孩子一起玩耍，别人叫他也经常不予作答，好像听不见似的我行我素。由于不能与别人建立正常的人际交往方式，因此20岁的楚元仍需要妈妈全天陪伴和照顾。

(二) 语言交流障碍

幼时的楚元语言发育明显落后于同龄人。4岁时，楚元嘴里发出嘟嘟的叫声，不能说出有意义的单词，不能用最简单的句子与人进行交流。为了练习“雨”的发音，妈妈带他观察雨水，用手感知雨滴，甚至被雨淋个透湿，可是楚元始终发不出“雨”的读音。长大的楚元虽然能用语言表达，但大多数时间更像是在自言自语，说话时语音平淡单调，没有抑扬顿挫，不与别人眼神交流，也不在意别人是否在听。交流形式基本是问答模式，而且内容大多是“重复和模仿”，重复别人刚才说的话，模仿从电视里听到的句子。妈妈问他“我告诉过你什么?”楚元也回答“我告诉过你什么?”而教练骂脏话的时候，他也会重复脏话。妈妈带他去教练家登门拜师，楚元闻到了教练头上的异味，随即模仿洗发水的广告词——“油性头发和头皮屑，你需要潘婷!”弄得教练哭笑不得。

(三) 兴趣范围狭窄和动作行为刻板

楚元感兴趣的事物很少。巧克力派和面条是他每天跑步的动力，而斑马以及有关斑马的一切事物都是他的最爱。“动物世界”是他每晚必看的节目；每晚睡前要看斑马的图谱才能入眠；喜欢斑马条纹的所有东西，一次因为抢了一位女士的斑马包而被扭送到警察局，而另一次因为去摸穿斑马纹短裙的姑娘被其老公暴揍了一顿。楚元对于斑马的痴迷虽然给他带来了不少麻烦，但也有一个好处，就是成为教练帮助他训练的“输入管道”。ASD患者无法进行有效沟通，只有通过他熟知的事物才能与之对话。“像斑马一样奔跑！”教练正是借助斑马的形象指导楚元跑步，才让楚元最终能够一个人完成马拉松比赛。

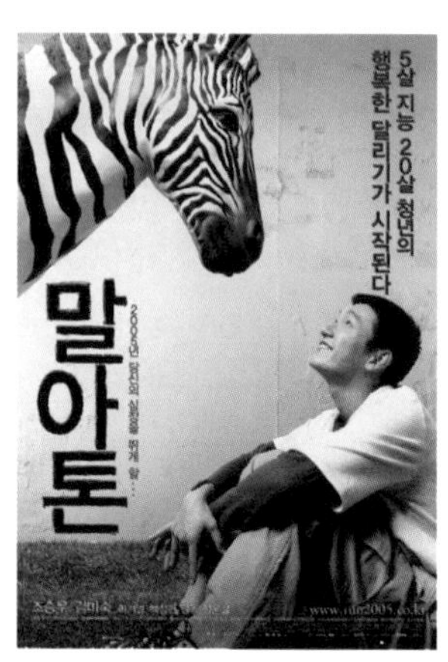

斑马是楚元的“灵魂伴侣”

至于动作行为刻板，具体表现为楚元固执地保持日常活动的程序。比如每天要坐在同样的地方，吃同样的饭菜，问同样的问题，走同样的回家路线，假若道路维修设置了路障，他便无法接受绕路行走，会焦虑不安，甚至大哭大闹。平时楚元听见音乐会手舞足蹈，无论身处何时何地，也不管是否会引起周围人的围观和嘲笑，其他与楚元一起在特殊教育学校学习的ASD患者还会表现出不停走来走去、拍手、跺脚、转圈、嘴巴里发出各种声音等重复刻板动作。

三、孤独症和精神分裂症、智力发育障碍的区别

影片中，楚元因为怪异的行为，不止一次被人诘问：“你是傻子吗？应该被送去疯人院！”生活中，ASD患者也常常被误认为是智力发育障碍或者精神分裂症患者。事实上，两者之间存在本质上的区别。

（一）与智力发育障碍的区别

智力发育障碍患者智能全面发育低下，智力测试各项得分普遍偏低；而ASD患者各方面智能发育不平衡，智力测试得分有高有低，智力低下具有一定的特征性。比如楚元虽然不擅长语言表达，计算能力也很弱（无法计算 $10-6$ 等于几，3×7 等于几），但位

置记忆特别突出，妈妈带他去超市购物，只需看一遍购物清单，他就能准确地从每个区域找到需要的物品，并会把放错地方的物品快速归位，因此可见，ASD患者的操作智商高于言语智商。由于代偿原因，部分患者具有良好的机械记忆和空间视觉能力。比如，楚元对于动物世界的解说词、电视里的广告词以及学校菜单能够记得一字不差。帮助教练整理房间时，他会把佐料瓶按照由高到低的顺序排好，并告诉教练垃圾应该分类。由此可见，ASD患者的语言发育和社交障碍与其智力发育水平不相称，而智力发育障碍患者的语言发育和社交障碍与其智力发育水平是相称的，这是两者之间最主要的区别。

（二）与精神分裂症的区别

ASD患者可以合并一定程度的精神症状。25%的患者会有抽动症状，部分患者还会合并焦虑、惊恐、进食障碍、睡眠障碍、强迫行为、自伤行为和攻击破坏行为。因此，ASD容易和精神分裂症发生混淆。精神分裂症属于原发性精神障碍，患者发病年龄多在成年早期，发作前语言发育和智力发育正常，常有幻觉、妄想、思维破裂等精神病症状，抗精神病药物有效；而ASD属于神经发育障碍，多于婴幼儿时期发病，主要表现为语言发育障碍和社交障碍，通常合并智力低下，抗精神病药物治疗效果不明显，两者之间存在明显差别。影片中，楚元的精神症状与其神经发育障碍有关，虽然十指会无意识抽动，仿佛在空中弹钢琴，左手背上有一道疤，是他自伤时自己咬出来的，但并非精神分裂症的临床表现。然而人们并不了解这两种疾病，他们把楚元当做疯子一样看待、嫌弃，甚至打骂，尽管妈妈一再解释都是徒劳，这种社会歧视给楚元及其家人带来了深深的伤害。

四、怎么治疗？

ASD有办法治愈吗？善良的观众可能会关注楚元的未来。遗憾的是，ASD 的病程可以持续终身，但目前尚无能够治愈的有效治疗。当患者的症状明显威胁到自身和他人安全，或者严重干扰生活时，可以采取对症治疗，但从根本上来说并不能改变病程进展以及改善核心症状。

2013 年，《中国专家共识》建议：ASD 以综合干预为主，不推荐单独的药物干预。干预原则包括：早发现，早诊断，早干预；制定系统化和个体化的训练方案；依据干预效果随时调整教育训练方案[2]。其中，行为治疗和教育训练在 ASD 的康复治疗中起着不可替代的作用。楚元就读的特殊教育学校是一所专门培训 ASD 患者的社会机构。在那里，学校为楚元和他的同学们制定了系统化的训练方案。孩子们跟随老师学画画，做手工，去工厂实习，从事各种操作，通过学习有用的工作技能，提高社会化交流沟通能力，为其今后独立生存打下基础。而妈妈培养楚元练习马拉松的做法可以视作行为疗法的一种。教练曾经问过老师："马拉松有助于楚元的治疗吗？"老师的回答非常肯定："有！以前他会咬伤自己的手，练习马拉松以后，他的自伤行为好多了。"由此可见，马拉松训练有助于促进楚元的身心发展，减少干扰其学习和训练的病理行为，也就是专家共识中的"个体化"训练方案。在学校系统化教育和家庭个体化训练的合力配合下，楚元的身心状态越来越好，这种家校合作的综合干预为他最终顺利完成马拉松比赛打下了良好基础。

电影带给我们的启示

电影《马拉松》的故事原型来自韩国 ASD 患者裴亨振。2001 年，19 岁的裴亨振参加了 Chun cheon 马拉松，并用 2 小时 57 分 7 秒跑完了全程。1 年后，他又完成了游泳、自行车、跑步三项全能，并成为韩国铁人三项最年轻的国家纪录保持者。裴亨振的妈妈朴美京，也是片中“妈妈”的原型，从未放弃过对于儿子的康复训练，最终帮助儿子在马拉松上实现了人生价值。

看过这部电影，我们除了感动于主人翁自强不息、永不放弃的奋斗精神，还会有哪些收获呢？

首先，这部电影让我们进一步了解了 ASD 这个疾病。正可谓“歧视源于无知”。只有充分了解 ASD 的病因、特征表现以及它和精神分裂症、智力发育障碍之间的区别，我们才会以一种更加包容的态度同情、理解并接受 ASD 患者，而不是动辄就要把他们送到精神病院去。

其次，这部电影启发我们：假若家中也有一个像楚元这样的孩子，除了医学，我们还能做什么？建议一要调整心态。ASD 患者智能发育不均衡，某些方面智力低下，某些方面却潜能无限，这一点楚元的妈妈为我们做出了榜样。因此，假若面临同样的困境，我们需要少一分沮丧，多一分坚定，像楚元的妈妈一样始终坚信：我的孩子很特别，虽然他和别的孩子不一样，但他并不是毫无希望。二要积极行动。尽管 ASD“无药可治”，但并非无计可施。近年来，家庭教育的重要性越来越被医学界重视。研究表明，家庭教育是帮助 ASD 患者克服行为和心理障碍最理想、最重要的环境[1]。影片中，楚元的妈妈为了探索孩子擅长的领域，带着孩子尝试了很多种努力，最终在马拉松上发现了楚元的天赋。每个孩子都有自己独特的地方，我们也应该像楚元的妈妈一样，更积极一点，更坚韧一点，即使屡屡失败也要以百折不挠的韧劲坚持下去。因为除了积极面对，我们别无选择。三是耐心等待。有时候我们可能已经付出了努力，但却没有等到期望的结果。那就请耐心一点，再耐心一点，等待时间来施展魔力。楚元的妈妈等了 20 年，终于等到可以放开楚元的手，让他一个人尽情奔跑，让他走出封闭的心灵，感受到阳光、微风、路边的花草以及路人的鼓励，对着镜头第一次微笑。或许我们不用等待这么久，又或许比她等待的时间还要长。无论如何，只要不放弃，不抛弃，等待也是一种努力，毕竟等待的同时也在孕育着希望。

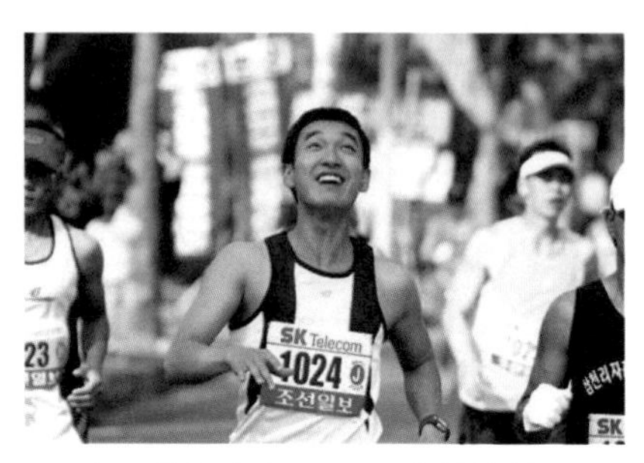

在马拉松中打开心灵世界的楚元

2007年，世界卫生组织通过决议，从2008年起，将每年的4月2日定为“世界自闭症关注日”，以期引起全世界对于ASD的共同关注。作为被国际法和国内法律明确承认与保护的特殊群体，ASD患者有权与社会其他群体一样，在基本生存权利之上，拥有平等参与各类社会活动的机会，从而探索并实现自我价值。因此，本文希望借助这部电影，让更多人了解ASD患者，这群来自星星的孩子，给予他们以及他们的家人更多的理解、关怀和尊重。如何与ASD共存，不仅仅是患者家庭需要面对的问题，更是全社会需要共同承担的责任[3]。

参考文献

[1] 彭婷，章小雷，黄钢. 儿童孤独症谱系障碍及其家庭治疗[J]. 中国妇幼保健，2019，34(24)：5806－5807.

[2] 韩颖，张月华，李荔，等. 儿童癫痫共患孤独症谱系障碍诊断治疗的中国专家共识[J]. 癫痫杂志，2019，5(01)：3－10.

[3] 郭潇雅. 为“星星的孩子”建一流学科[J]. 中国医院院长，2018(24)：76－77.

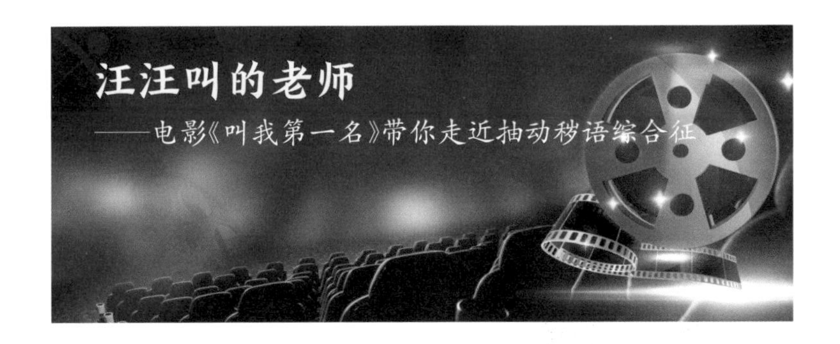

电影背景

中 文 名：叫我第一名　英 文 名：Front of the Class
导　　演：彼得·维纳
编　　剧：托马斯·瑞克曼
主　　演：詹姆斯·沃克/特里特·威廉斯/多米尼克·斯科特·凯伊/莎拉·德鲁/凯瑟琳·约克
上映日期：2008-12-07(美国)
制片国家/地区：美国
又　　名：站在教室前/讲台前的我/开放有爱/为人师者

生活中，我们时常会听见父母抱怨孩子调皮、多动，有些还会做出怪动作甚至怪叫来吸引别人的注意力。事实上，这些孩子有些可能是性格原因，有的却可能是患了一种叫作抽动秽语综合征的疾病。抽动秽语综合征是一种什么病？它有哪些奇怪的表现？能够治愈吗？今天，就让我们跟随电影《叫我第一名》走近抽动秽语综合征，一起来了解这个不太为人所知的神经系

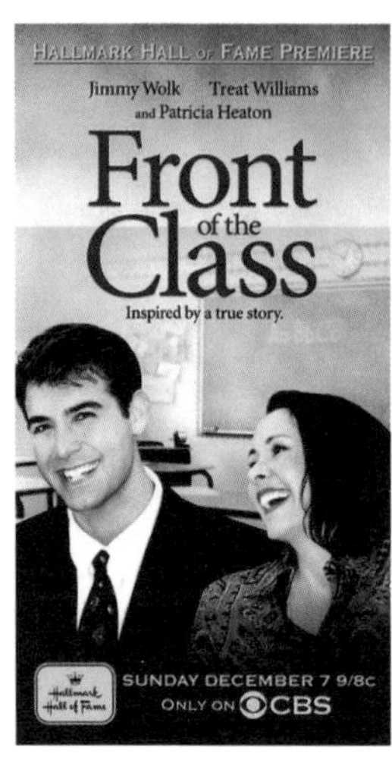

《叫我第一名》电影海报

统疾病。

《叫我第一名》是彼得·维纳 2008 年执导的一部美国传记片，豆瓣评分 8.6，共计 20.2 万人看过。影片根据布拉德·科恩的真实故事改编，被评为豆瓣评分最高的传记片之一。电影讲述了布拉德·科恩从小患有抽动秽语综合征，由于经常抽动并发出怪叫，一直受到老师的批评和同学的嘲笑，幸好家人始终鼓励支持他，并遇到了一位真正懂教育的校长，最终布拉德克服重重困难成为了一名优秀教师的传奇故事。

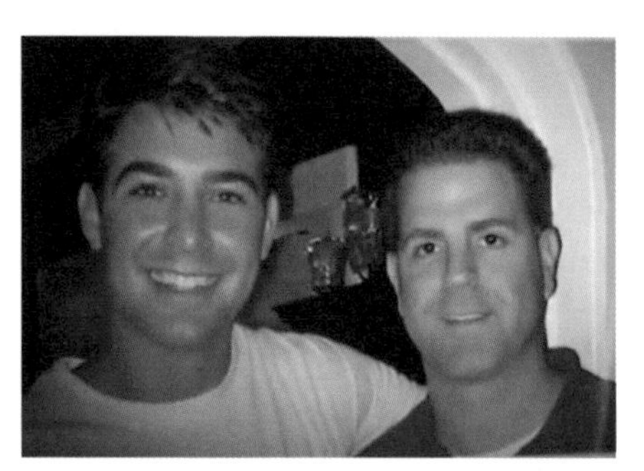

布拉德·科恩本人（右）和布拉德·科恩的扮演者

一、什么是抽动秽语综合征？

抽动秽语综合征，又称 Tourette 综合征（Tourette syndrome，TS），是一种运动障碍性神经系统疾病，主要特征为不自主地、反复快速地一个或多个部位运动抽动和（或）发声抽动。TS 在人群中的患病率为 0.3%～0.9%[1]，患者多在 2～15 岁起病，男女比例为 3～4∶1。该病于 1825 年由 Itard 首先报道，1885 年由法国医师

Tourette 对此病进行了详细描述，因此又名 Tourette 综合征。TS 的发病原因目前尚未完全明确，可能和遗传、免疫、神经生化等生物学因素以及家庭氛围和教育方式等精神心理因素有关。有研究发现，纹状体、大脑皮质、海马部位的多巴胺功能亢进，以及单胺类神经递质 5-羟色胺含量增加，可能与 TS 发病有关[2]。影片中，布拉德在 6 岁时发病，他的弟弟也有多动症（但还不到 TS 的程度），父亲自述儿子患病可能遗传于自己，说明 TS 具有一定的遗传倾向。

二、抽动秽语综合征有哪些奇怪的表现？

电影中，布拉德不断扭头、颈部抽动，嘴里还会发出像狗叫一样的怪声。真正的 TS 患者也是这么夸张吗？接下来，就让我们看看现实生活中 TS 患者会有哪些临床症状。

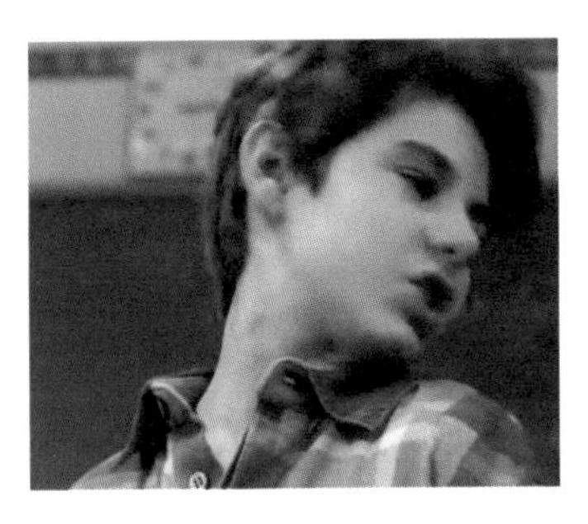

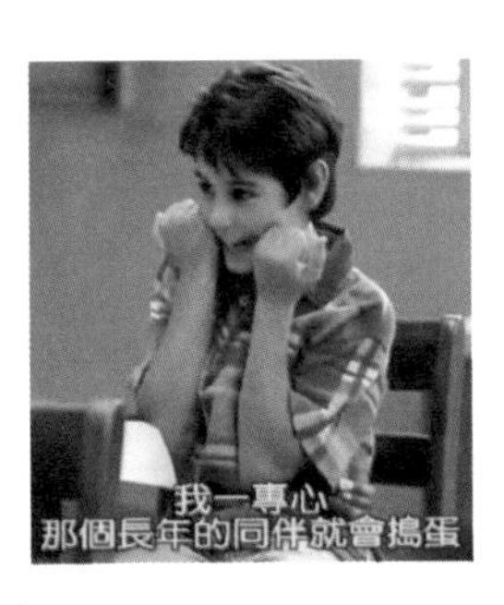

TS 发作时的表现

TS 多由面部表情肌、颈部肌肉或上肢肌肉迅速、反复、不规则地抽动起病，表现为挤眼、撅嘴、皱眉、摇头、仰颈、提肩等。随着症状加重，患者会出现肢体及躯干的暴发性不自主运动，如躯干扭动、投掷运动、踢脚等，抽动发作频繁，少则一天十几次，多则数百次。有 30%～40%的患者会因口喉部肌肉抽动而发出重复性、暴发性、无意义的单调怪叫声，半数会有污言秽语。影片为我们刻画了一个 TS 患者参加互助会的群像图：有人眨眼睛、抽鼻子，有人跺脚、扭动身体，还有人大叫和咳嗽，在普通人眼里，这些 TS 患者的行为的确非常怪异。而布拉德表现最多的是扭脖子和发出汪汪怪叫，尤其是上课的时候，布拉德的双腿会情不自禁地抽动甚至踢到课桌发出很大的声响。由于严重干扰到其他同学上课，老师责令他检讨并承诺不再发出怪叫，但布拉德根本无法控制自己，刚一回到座位上就又汪汪叫了起来。由于发病年龄早，而且以男孩居多，像布拉德这样的患儿经常会被家长和老师误认为是性格顽劣、爱耍宝、喜欢出风头的“问题”小孩，然而事实上，“问题”并非出在患儿故意为之，而是他们的神经共济系统出现了程序错误，是大脑传送了混乱的信息给身体，从而释放出不合时宜的动作和声音，而这一切就像我们要打喷嚏一样，根本无法控制。

三、抽动秽语综合征有哪些影响?

85%的患儿有中到轻度的行为异常，表现为注意力不集中、焦躁不安、强迫行为等，50%患儿可能同时伴有注意力缺陷多动障碍，但其智力不受影响。关于学习功能障碍，电影中有一段非常生动的演绎。布拉德告诉学生托马斯：自己喜欢学习，但不喜欢读书，更不喜欢上课。托马斯表示不相信，哪有不喜欢读书的老师呢？于是，布拉德就和托马斯一起模拟了一名 TS 患者是如何读书的场景。当托马斯扮演的 TS 患者翻开书本刚刚开始朗读第一个句子的时候，布拉德扮演的 TS 会突然一声怪叫，把他吓一大跳；好不容易托马斯(患者)平静下来接着读第二句，布拉德(TS)又把他的脖子弄得很痒，让他不得不要伸手去挠痒痒；接下来托马斯(患者)读第三句，布拉德(TS)干脆手舞足蹈起来。总之，一旦你开始专心读书，TS 就会来捣乱，让你无法把注意力集中到书本上去，这种情况如果发生在课堂上，简直就是一场灾难。由于会严重影响学习、社交和其他重要功能，TS 给患者带来了极大痛苦。影片透过布拉德的口吻告诉观众，社会对于TS患者的宽容度较低，大人无法找到工作，孩子无法去普通学校上学，只能就读一些特殊学校或者干脆待在家里。这些细节透露出了TS患者在这个社会上的艰难处境，相比之下，布拉德能够战胜疾病成为一名优秀的老师更加让人感到敬佩和感动。

四、抽动秽语综合征怎么治疗？

由于发病机制不明确，TS目前没有特效药物治疗，临床上以对症治疗和心理疏导为主。对于TS轻症患者，如果没有严重的生活困扰，主要以给患者营造一个良好的生活环境，放松心情，减轻压力，避免劳累和精神紧张，多参加户外活动为主。如果抽动症状比较严重，已经引起患者的焦虑情绪并影响其生活时，需要进行药物治疗，包括多巴胺受体阻滞剂、α_2受体激动剂、抗癫痫药物等，如果合并其他疾病还需要联合用药。从医学上来看，药物治疗主要是缓解症状，并不能治愈这个疾病。影片中，家人带着布拉德不断就医，也尝试了很多种药物治疗，但始终无法根治他的怪病，这也印证了医学的本质："偶尔去治愈，常常去帮助，总是去安慰。"那么，如果TS患者希望也能过上正常的生活，除了医学以外，我们还能做什么呢？

五、我们还能做什么？

TS患者的抽动症状受精神因素的影响较大，即精神紧张时抽动加重，精神放松时抽动减轻，入睡后消失。因此，除了医学上的药物治疗，个人、家庭、社会和国家层面均应采取一定措施，为TS患者减轻精神压力，增加理解和关怀，改善诱导疾病发生的外部环境。

首先是国家层面。影片为我们介绍了美国残疾人法案，通过国家立法的方式保障残疾人劳动就业时不被歧视。出于法律的约束，我们看到招聘者对于布拉德的态度都很友善，即使发现了他的言行有些怪异，假若布拉德不主动提及，他们都不会主动问起甚至还会刻意回避他的疾病。不过，尽管招聘者都对布拉德客客气气，但最终还是有25家学校拒绝了他。影片用一种嘲讽的口吻告诉我们：国家立法的希望是美好的，但TS患者就业的现实却是骨感的。*

其次是社会层面。影片为我们展示了两种社会机构的职责，一种是教会组织的残疾人互助会，另一种就是学校。很显然，影片对于残疾人互助会持一种否定的态度。由于聚集到一起的TS患者全部在抱怨，所谓互助会以宣泄负能量居多，根本起不到互帮互助的作用，以至于妈妈只带着布拉德去过一次就再也不想去了。

而另一种社会机构——学校却不一样。TS患者大多起病于未成年阶段，因此，学校的教育，尤其是对TS患儿的人格塑形——塑造其积极乐观、敢于直面疾病的人生态度起到了至关重要的作用。主人公布拉德非常阳光，喜欢运动，幽默风趣，会一直讲笑话逗得女朋友哈哈大笑，甚至在遭遇别人异样的眼光时也会自我解嘲："他们是在羡慕我，为什么可以发出这么酷的声音！"身患顽疾的布拉德为什么会拥有如此健康的心态？主要原因是他在中学时代遇到了一位深谙教育本质的校长。在一个全校公演的正式场合，校长邀请布拉德走上讲台，引导全校师生一起认识TS，消除对于布拉德的误会。以下是校长和布拉德的对话：

校长：请告诉大家，你为什么会不停地发出怪叫？

---

* 小知识

《美国残疾人法案》(*Americans with Disabilities Act*，ADA)是由美国国会在1990年7月通过的一项法案，经由老布什总统签署生效。2008年小布什总统又签署了残疾人法案修正案，这些修正案在2009年1月1日生效。它规定了残疾人所应享有的权利，特别是就业方面不应受到歧视。

布拉德：因为我有妥瑞氏症。

校长：那是什么？

布拉德：我的大脑有问题，所以会发出怪声。

校长：你想控制就能控制，对吗？

布拉德：不能，这是一种病。

校长：为什么没有接受治疗？

布拉德：没有药物可以医治。大家不喜欢这种声音，我也不喜欢。压力大的时候会更严重，比如你们无法接受我的时候。但如果你们都能接受我，就会好很多。

校长：我们要怎样做才能帮助你呢？我指的是学校里的每一个人。

布拉德：希望不要再用异样的眼光来看我。

校长拥抱了布拉德，并赞扬他“说得好！”当他走下讲台的时候，全场响起了热烈的掌声，师生都对他投去了同情、理解、鼓励的目光，虽然布拉德仍在怪叫，但他第一次在这么多人面前没有感觉到紧张和羞愧。影片响起画外音：“校长的几句话，一个拥抱，就开启了一个孩子通往全新世界的大门。”从那以后，布拉德就决心长大以后要做一个老师，一个像校长一样不放弃任何一个孩子的老师。这正好呼应了校长第一次见到布拉德时对他的提问：“学校是干什么的？”“学校是教育学生的地方！”透过影片我们感受到，每个孩子都有通过教育展现自己天赋的权力，即使是有点特别的孩子。而这种天赋的展现，是帮助像布拉德一样的 TS 患者融入社会、实现自我价值最好的办法。

接下来是家庭层面。有研究表明，良好的家庭环境与亲子互动方式能够明显促进患儿抽动症状的改善[3]。影片中，布拉德虽然父母离异，但家人一直对他关爱有加。妈妈永远鼓励他，弟弟事事维护他，甚至继母也始终支持他，认为他有教学的天赋，唯一心理比较脆弱的是爸爸，尽管多年来不敢正视他的疾病，但最终也为儿子感到骄傲。因此，布拉德的家庭为他提供了强大支撑，是他不断和疾病斗争的力量源泉。一个很有趣的现象。美国电影里身体残障的孩子通常都有一个了不起的妈妈，布拉德如此，阿甘更是如此。这些妈妈们通常独立、坚强、睿智，即使一个人抚养孩子，也能不断给予孩子启迪："你只是有些特别，但并不比别人差！"影片中，小时候的布拉德一直被诊断为"多动"，是妈妈去图书馆自学医学书籍协助医生更改了诊断，向所有人澄清了他并非故意调皮捣蛋；长大后布拉德求职不断碰壁，妈妈鼓励他不要轻易放弃，并告诉他："这并不是你的问题，你只是暂时没有找到合适你的学校！"于是布拉德重新鼓起勇气，给全城所有的学校都投出了简历，并最终被一位赏识他的校方录取。可以说，布拉德的成功离不开他的妈妈，每一个励志青年的背后都有一位伟大的母亲！

最后一个层面是个人。与 TS 斗争就像打一场搏击赛，学校教育再专业、家人保障再给力，最后面对对手的还是 TS 患者本人。因此，在目睹其他患者被 TS 打倒、不得不向疾病妥协的时候，12 岁的布拉德明白了一个道理：要想不被对手打倒，就要永远正面迎接对手！具体落实在行动上，就是积极转变心态，让自己从一种"受害者"心态转变成"受益者"心态，通过与疾病的不断斗争，学习"坚忍不拔、永不放弃、坚持到底"的意志品质，而这种体验是其他人没有机会获得的。因此，在优秀教师的颁奖典礼上，布拉德感言他要感谢的人很多，但最要感谢的，是他这辈子最难搞也最执着的"老师"——抽动秽语综合征！此时此刻，我们看见了一个身负顽疾但心理健全的布拉德，尽管身体的疾患无法克服，但他已经从精神上帮助自

但我也要感謝我這輩子
最難搞、也最執著的老師
布拉德在获奖感言中感谢 TS

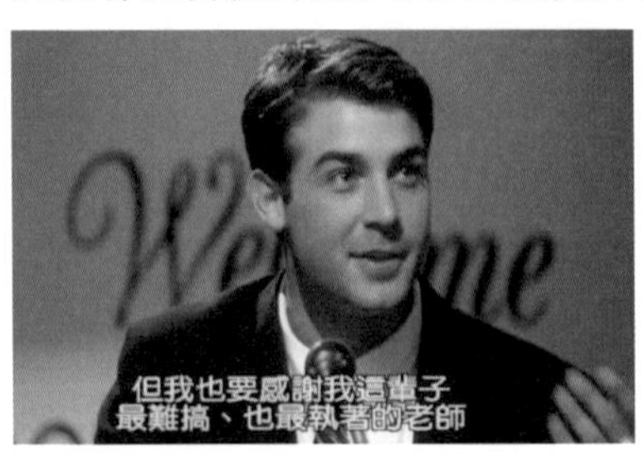

己治愈了。

电影带给我们的启示

作为一部传记电影,《叫我第一名》有两个显著特点:

(1) 电影生动演绎了TS的各种奇怪表现,让观众能够迅速了解并记住这个疾病。近年来,TS的患病率呈逐年上升趋势。国外有研究显示,0.5%～1%的儿童患有TS,1.6%的儿童患有慢性TS。患儿因抽动症状被他人嘲笑,不但会引发自卑、孤僻以及其他情绪和行为障碍,而且严重的运动抽动有时会导致颈部肌病、颈椎间盘突出,甚至骨折。因此,TS已经成为危害儿童健康的常见严重慢性疾病之一。这部电影提醒我们"要用知识打败无知"。特别是某些顽童的家长们,以后在责骂孩子之前是否需要先想一想,孩子这种令人"无法容忍"的行为背后是不是他的健康状况出现了问题?假若属于疾病早期,及时干预可有助于帮助患儿恢复健康。

(2) 电影强调了学校的教育作用。关于TS的治疗和康复,目前的研究成果主要集中在药物(包括中医中药)和心理治疗领域,学校的作用很少被提及。由于布拉德的智力不受影响,除了如影相随的怪动作之外,他在其他方面完完全全是一个正常的孩子,这一点和智力低下的阿甘不同。精神异常或智力低下的患者可以活在自己的混沌世界里,外界的精神伤害不会让他们感到痛苦,而布拉德却因为清醒而备受各种歧视的折磨。因此,一位好老师相当于甚至超过了一位心理医师的作用。影片中,校长说过一句很经典的话"*If we are going to talk to talk, we need to walk to walk*"(如果想要教育学生,我们就要以身作则)。老师对于布拉德的理解、接受和关怀,必然在学生当中产生放大的示范效应,学生们也会模仿老师不再嘲笑布拉德,彼此变得和善、友好和尊重起来。由此可见,好的教育一方面能让患儿的心理素质更加强壮,抵抗力更强，另一方面还能改善患儿的学习生活环境，缓解外界压力，减少疾病的刺激因素，正可谓是一副“既治标又治本的良药”。

人类基因的多态性决定了人类疾病谱的多样性，因此，人类对于疾病的探索是永无止境的。由于医学的局限性，很多疾病目前并没有特效药物治疗，所以医学也是有边界的，并非任何疾病都能依靠医学来治愈。换一个视角来看，任何问题也并非都要依靠医学来解决。除了医生开给我们的药片，别忘了“教育和爱”也是一剂良方。药片是苦的，而教育和爱的良药是甜的，暖的，甚至还有可能让患者终身免疫。

最后，附上影片中孩子们提问布拉德的几个问题，童趣之余也能让大家更好了解这个疾病。

Q1. 你睡觉的时候会怪叫吗？

A1. 我不知道，因为我睡着了。

Q2. TS 会传染吗？

A2. 不会。

Q3. TS 会疼吗？

A3. 叫的时候不疼，但脖子扭多了会疼。

Q4. 你能看电影吗？

A4. 可以，但经常会被赶出来，因为会吵到别人。

Q5. 你有什么不能做的事情吗？

A5. 什么都能做，除了一样事情，就是捉迷藏。

Q6. 你会好起来吗？

A6. 目前来说不会，但我学会了接受 TS，我不会让它毁了我的一生。

参考文献

[1] 王盛. 新发序列变异和新发拷贝数变异与妥瑞氏症的关系[D]. 北

京：中国农业大学.
[2] 翟倩，丰雷，张国富. 儿童抽动障碍病因及治疗进展[J]. 中国实用儿科杂志，2020，35(01)：66-72.
[3] 李明威. 萨提亚家庭治疗模式介入妥瑞氏症儿童家庭的个案工作研究[D]. 长春：长春工业大学.

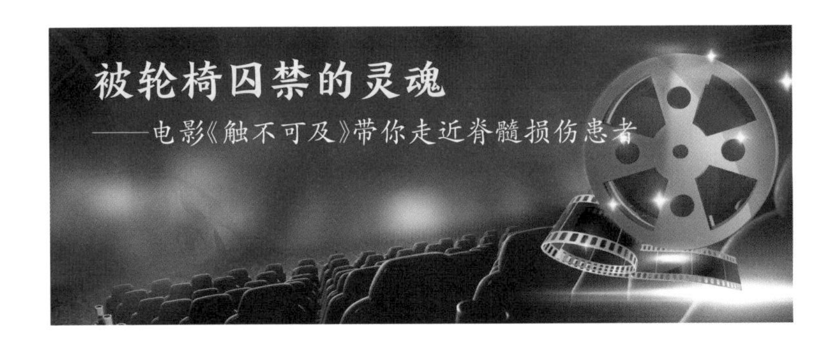

电影背景

中 文 名：触不可及　英 文 名：Intouchables
导　　演：奥利维埃·纳卡什/埃里克·托莱达诺
编　　剧：奥利维埃·纳卡什/埃里克·托莱达诺
主　　演：弗朗索瓦·克鲁塞/奥玛·希/安娜·勒尼/奥德雷·弗勒罗/托马·索利韦尔
制片国家/地区：法国
上映日期：2011-11-02(法国)
又　　名：闪亮人生(港)/逆转人生(台)/无法触碰/最佳拍档/不可触碰/不可触摸/Untouchable/The Intouchables
获奖情况：

第70届金球奖电影类(2013)：最佳外语片(提名)

第25届欧洲电影奖(2012)：最佳影片(提名)，最佳男主角(提名)弗朗索瓦·克鲁塞/奥玛·希

第36届日本电影学院奖(2013)：最佳外语片

第37届法国凯撒电影奖(2012)：最佳影片(提名)，最佳导演(提名)奥利维埃·纳卡什/埃里克·托莱达诺

第27届西班牙戈雅奖(2013)：最佳欧洲电影

第56届意大利大卫奖(2012)：最佳欧洲电影

第 84 届美国国家评论协会奖(2013)：五佳外语片

第 18 届美国评论家选择电影奖(2013)：最佳外语片(提名)

第 17 届金卫星奖电影类(2012)：剧情片最佳男主角(提名)奥玛·希，最佳外语片(提名)，最佳原创剧本(提名)奥利维埃·纳卡什/埃里克·托莱达诺

第 11 届华盛顿影评人协会奖(2012)：最佳外语片(提名)

第 17 届圣地亚哥影评人协会奖(2012)：最佳外语片(提名)

第 25 届芝加哥影评人协会奖(2012)：最佳外语片(提名)

第 12 届凤凰城影评人协会奖(2012)：最佳外语片

第 21 届东南影评人协会奖(2012)：最佳外语片

生活中，每当我们看见坐在轮椅中的残疾人，尤其是四肢看似没有残缺、年龄较轻的残疾人时，通常会投去同情和惋惜的目光。导致一个人有手有脚却无法自由行动的原因有很多。损伤、结核、肿瘤和先天畸形等都能让一个人永远与轮椅相伴。其中，脊髓损伤患者所占比例较大。脊髓损伤是一种什么病？它有哪些表现？能够恢复吗？脊髓损伤后还能生育吗？面对这些疑问，今天就让我们跟随电影《触不可及》走近脊髓损伤患者，一起去了解他们那“触不可及”的生活世界。

《触不可及》是导演奥利维埃·纳卡什和埃里克·托莱达诺于 2011 年执导的一部法国电影。豆瓣评分 9.2，共计 101.6 万人观看过。富翁菲利普因为一次跳伞事故导致四肢瘫痪，欲招聘一名私人看护。由于薪酬诱人，应聘者云集，菲利普却一眼相中了刚从监狱出来、背负家庭重担、一心只想寻张辞退信以申领救济金的德希斯。起初两人的思维方式与价值观大相径庭，随着彼此之间相互了

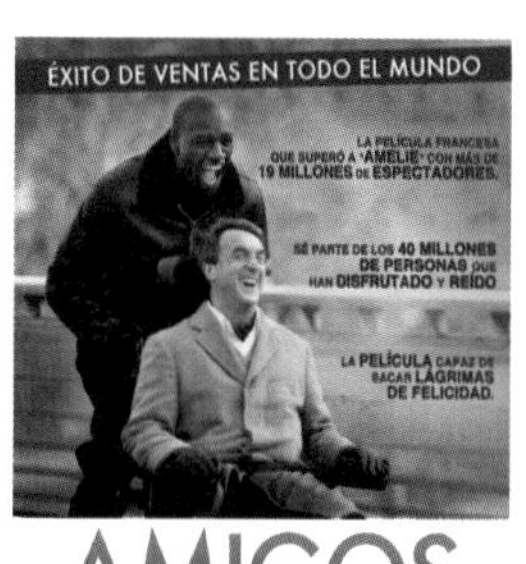

电影《遥不可及》海报

解的不断加深，他们最终成为了心心相印的好朋友。影片取材于真实事件，并于2011年荣获东京国际电影节最佳影片奖，片中菲利普与德希斯的扮演者弗朗索瓦·克鲁塞与奥玛·赛分享了影帝桂冠。

一、什么是脊髓损伤？

脊髓损伤（spinal cord injury, SCI）是脊柱骨折的严重并发症，由于椎体移位或碎骨片突入于椎管内，使脊髓或马尾神经产生不同程度的损伤。胸腰段脊髓损伤使下肢的感觉与运动产生障碍，称为截瘫，而颈段脊髓损伤后，双上肢也有神经功能障碍，称为四肢瘫痪。影片中，主人公菲利普因为高空跳伞失误导致第3、4节颈椎骨折和颈段脊髓损伤，由一名上层社会精英变成了一名只有头部可以活动、颈部以下没有感觉、四肢躯干无法运动的瘫痪患者。*

从性别上来看，SCI患者男性比例远高于女性，我国男女患者比例为(2.4～4)∶1，其他国家男女患者平均比例为(2.5～6)∶1，主要原因与男性更多从事户外工作、高空作业、长途货运、重型机械等高危职业有关。根据年龄分析，年轻人群主要致伤原因为交通事故，中年人群为高空坠落，老年人则和跌倒有关。影片中，菲利普为中年男性，因跳伞事故导致颈椎骨折（高空坠落伤），符合典型的SCI流行病学特征。目前全球SCI年发病率在13～220人/100万人，无论是发达国家还是发展中国家，SCI发病率都呈逐年上升趋势。SCI不仅引发运动感觉功能障碍，而且伴发严重并发

* 小知识

我们经常听到“高位截瘫”这个名词，百度百科上关于高位截瘫的解释为：第2胸椎以上的脊髓横贯性病变引起的截瘫。某些临床医师也习惯于用“高位截瘫”来指代颈脊髓损伤或上胸椎损伤。事实上，“高位截瘫”仅仅只是一个口语表达，很少见于书面文献或教材，也很难找到明确的定义，规范的医学定义里只有“截瘫”和“四肢瘫痪”两个名词，没有“高位截瘫”一词。

症，患者在丧失生活能力和劳动能力的同时，还要负担高额的医疗费用，无论对于患者个人、家庭还是全社会都带来了巨大的负担，因此已在全世界引起了广泛关注。

二、脊髓损伤后怎么处理？

根据疾病的发展阶段，损伤后处理分为现场急救、住院治疗和居家康复三个阶段。

（一）现场急救

现场抢救不当会使得原本单纯的骨折出现骨折错位，从而产生 SCI，或者使得原本较轻的 SCI 病情加重。因此，脊柱骨折患者从受伤现场运送至医院的急救搬运方式至关重要。采取一人抬头，一人抬脚或搂抱的搬运方法是非常危险的，因为这些方法会增加脊柱的弯曲，可能将碎骨片向后挤入椎管内，加重脊髓的损伤。正确的方法应该是采用担架、木板或门板运送。先使伤员双下肢伸直，担架放在伤员一侧，搬运人员用手将伤员平托至担架上；或采用滚动法，使伤员保持平直状态成一整体滚动至担架上。如果怀疑伤员有可能伤及脊柱，一定要固定好头部，尤其不能低头或转动头部，头和躯干必须同轴转动。无论采用何种搬运方法，都应该注意保持伤员颈部的稳定性，以免加重颈脊髓损伤。

（二）住院治疗

患者伤后 6 小时是关键时期，24 小时为急性期，应尽早使用激素冲击治疗、高压氧治疗以及清除氧自由基、改善微循环、中医中药等治疗。手术治疗只能解除对脊髓的压迫和恢复脊柱的稳定性，目前还无法使损伤的脊髓恢复功能。随着医学科学的不断发展，越来越多的新技术新方法应用于临床，如基因治疗、细胞移植、功能重建、基于活动的治疗等，但大多数仍处于研究阶段[1]。

近年来，脑-机接口技术成为功能重建的热门话题。患者由于脊髓损伤使肌肉与大脑失去了通路联系，而通过人工植入的肌电控制系统代替大脑与肌肉的联系，可以重建肌肉的功能。在颅内植入电极后，大脑就可以仅靠神经信号来控制假肢或机械臂，这为脑-机接口的科学研究拉开了序幕[2]。2020 年 1 月 16 日，浙大医学院附属第二医院的一位 72 岁四肢瘫痪患者就完全利用大脑皮层的脑电信号，精准控制外部机械臂与机械手，两年来第一次实现了不靠别人帮助，自己喝到了可乐！今后，脑-机接口的临床应用还将进一步推广到语言、感觉、认知等更多更复杂的功能重建上。设想菲利普如果知道了这个消息，一定会跃跃欲试植入大脑电极，不依靠任何人重新启动他那丰富多彩的人生篇章吧！那时恐怕他要招募的就不是私人看护，而是私人脑科学家和人工智能工程师了！

（三）居家康复

出院后，SCI 患者需要继续进行康复治疗，这个过程的重要性一点儿不次于住院治疗，而且时间更漫长。作为私人看护，德希斯不但要帮忙照顾菲利普的生活起居，如穿衣、吃饭、洗浴等，还要协助护士进行康复治疗。接下来就让我们选取几个有趣的片段，一起看看德希斯即将面临哪些挑战吧！

1. 穿加压袜

这是影片中非常幽默的一段场景。护士拿出一双弹力袜递给德希斯，要他为菲利普洗浴后穿上。德希斯以为菲利普有女装癖，嘴角坏笑地揶揄道："裙子在哪里？"这个笑点恐怕只有医学背景的观众才能 get（了解）到。因为穿加压袜并非男主人公有怪癖，而是为了预防深静脉血栓的形成。四肢瘫痪的患者由于长期卧床，血液循环处于一种高凝状态，极易发生下肢静脉血栓，一旦栓子脱落，阻塞肺动脉，患者在几秒钟之内就会死亡。因此，穿上弹力袜类似于在血管外加压，能够提高血流速度，

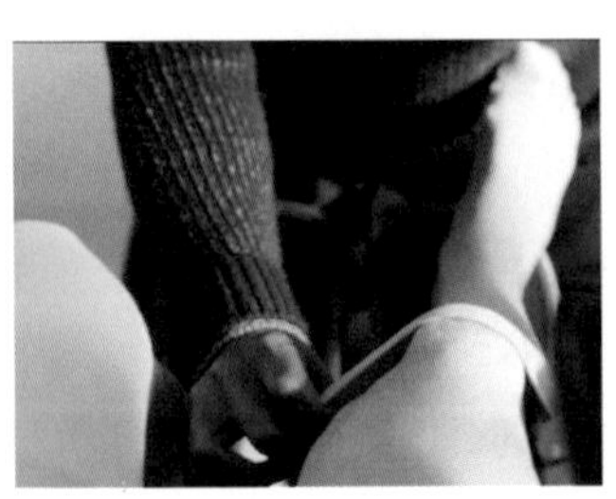

德希斯为菲利普穿上加压袜

起到预防深静脉血栓的作用。所以，当菲利普给德希斯解释“不穿加压袜我很快就会挂掉”，虽然有点骇人听闻，但却是不争的医学事实，这可真令德希斯大开眼界。*

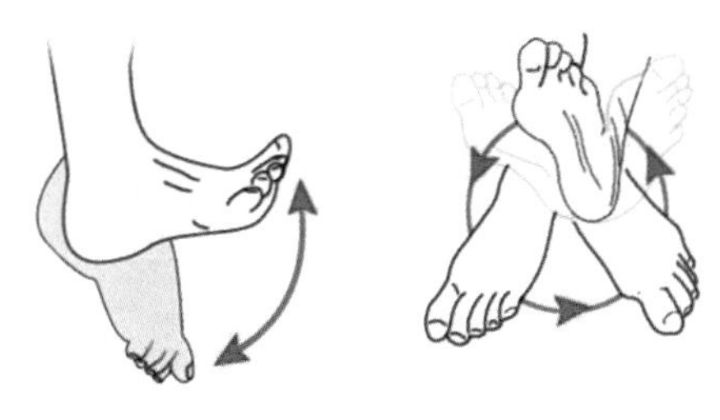

踝泵运动图解

2. 帮助排便

如果说穿加压袜还能让德希斯勉强接受，随后护士递过来的一件物品就令他彻底崩溃了！一双橡胶手套！他要戴着这双手套去把菲利普肛门内的粪块掏出来！对于“直男”德希斯来说，这简直突破了他的底线！其实这个情节是关于瘫痪患者便秘的护理。患者长期卧床，肠蠕动减慢，便秘发生率高，长期便秘导致体内毒素蓄积会加重肝脏负担，因此在尽量保持高纤维素饮食的同时，护理人员还需经常给患者腹部按摩，从右下腹开始，以肚脐为中心，

* 小知识

预防深静脉血栓还需要做什么？除了穿加压袜，患者还需每日口服阿司匹林、多饮水以稀释血液浓度，照护者还要给患者做踝泵运动，降低深静脉血栓形成的风险。踝泵运动是指通过踝关节的运动，像泵一样促进下肢血液循环和淋巴回流。可分为屈伸和绕环两组动作。屈伸运动：患者平躺在床上，下肢伸展，大腿放松，将脚尖缓缓内勾，尽力使脚尖朝向自己，至最大限度时保持 5～10 秒；然后脚尖绷直下压，至最大限度时保持 5～10 秒，然后放松。每天练习 5～8 组，每次 10 分钟左右。环转运动：患者平躺在床上，下肢伸展，大腿放松，以踝关节为中心，脚趾作 360°环绕，尽力保持动作幅度最大。每天练习 5～8 组，每次 10 分钟左右。

顺时针方向按摩；顽固性便秘患者则需要灌肠或由护理人员将其肛门内的粪块掏出[3]。对于德希斯来说，这项工作简直是他人生中最大的噩梦，而对于观众来说，德希斯的“尴尬”则为全片奉献了最令人捧腹的笑点。

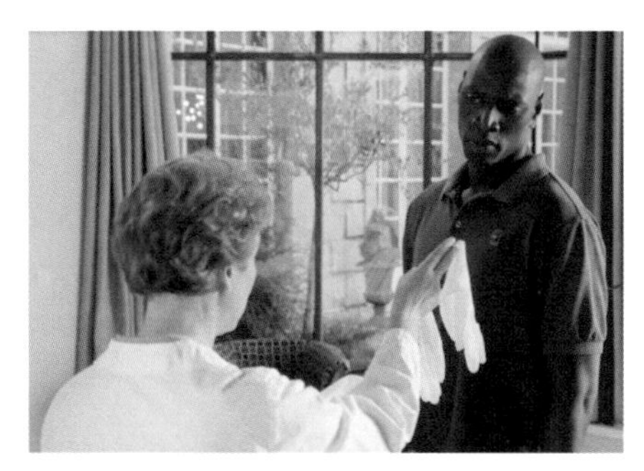

令德希斯崩溃的橡胶手套

3. 缓解夜间疼痛

德希斯发现，白天的菲利普虽然是一位衣冠楚楚的绅士，夜间的他却要经常忍受疼痛的折磨，简直就跟炼狱一样生不如死。菲利普向德希斯解释这是药物的不良反应。有研究显示，除了药物因素，SCI 患者发生夜间疼痛的原因还有很多。比如长期无法站立引起的骨质疏松，骨关节长期不运动引起的挛缩固定和肌肉萎缩，以及脊髓神经破坏导致的肢体痉挛和疼痛等。其中，肢体痉挛是较为常见的并发症。一项调查结果发现，病程超过一年的患者肢体痉挛发生率高达 65%～78%[4]。虽然可以采取使用肌肉松弛药物、物理治疗以及中医传统治疗等方法，但如何彻底缓解肢体痉挛目前尚无有效方法，这也是影片中菲利普为什么坐拥大量财富，却要独自承受疼痛折磨的主要原因。菲利普不为人知的一面激发了德希斯的怜悯心，尽管没有更好的治疗办法，德希斯却能给予他最温柔的安抚，带他外出兜风，通过欣赏夜巴黎、一同看日出等方式转移注意力从而减轻疼痛。这种另类的护理方式无形之中拉近了两人之间的距离，为他们的友情在不知不觉中奠定了基础。

三、一个大家关注的问题

影片末尾，德希斯帮助菲利普完成了心愿，找到了幸福的另一半。看到这里，观众可能会有一个疑问，SCI 患者也能过上正常的家庭生活吗？他们的性功能和生育能力会受影响吗？接下来就让我们一起来探讨一下这个有意思的问题。

（一）女性患者

1890 年，Golty 和 Edward 成功使一只脊髓横断的雌犬怀孕并生下一只正常的小犬。1933 年，Wagenen 发现脊髓横断的女性患者伤后 5～6 天即可月经来潮。多项研究显示，女性患者除个别暂时性停经（一般为 1～3 个月）或经期不规则外，绝大多数都有正常的行经，都可怀孕并由阴道正常分娩（少数患者需行剖宫产），产后均有正常的泌乳和哺乳行为[5]。我国体操运动员桑兰就是一个最典型的例子。桑兰虽然在训练时颈椎骨折导致胸部以下截瘫，但婚后还是顺利产下了一名健康的男婴。由此可见，SCI 对于女性患者的性功能及生育能力影响较小。

（二）男性患者

SCI 对于男性患者性功能和生育能力的影响与损伤平面有关。由于勃起是通过骶丛 2～4 副交感神经反射产生，故损伤平面在较低位置的马尾神经时，患者阴茎不能勃起，与配偶无法完成性交；而损伤平面在位置较高的颈神经时，患者则有可能阴茎勃起，勃起持续者能够成功性交，部分患者还保留生育能力[6]。影片中，德希斯也曾问过菲利普类似的问题，菲利普的回答非常坚定："不光刺激后会勃起，有时早上醒来还会晨勃。"由此可见，即使颈髓损伤的患者也能拥有追求"性"福的能力。对于他们，我们更应该给予支持和鼓励，就像德希斯那样，鼓励菲利普勇敢追求心仪的女士。事实上，菲利普的生活原型确实与一位女士真心相爱，并在婚后生育了两个健康的女孩。

电影带给我们的启示

电影《触不可及》的法语名字是 Intouchables，从字面上来看，翻译成“触不可及”非常贴切。触，接触；及，感知，即使接触到了也无法感知，这不就是 SCI 患者丧失运动和感觉功能后的真切写照吗？因此，通过观影，我们希望更多人能够走近 SCI 患者的世界。虽然《触不可及》是一部法式喜剧电影，但从医学的角度来看，它也能带给我们不少启示。

1. 如何居家照护 SCI 患者？

影片从生活起居和康复治疗两个方面列举了照护 SCI 患者的要点，比如改变体位预防皮肤压疮、活动四肢预防关节挛缩、按摩肌肉减轻痉挛疼痛、清除呼吸道分泌物预防肺部感染等。对于需要特别注意的地方，影片还通过错误示范的方式予以强调。比如，德希斯不小心把热水洒到了菲利普身上，结果发现菲利普并无反应，为了检验菲利普是否真的对高温没有感觉，德希斯故意又洒了一些热水，结果招来护士的怒斥：“快住手，你这样会烫伤他的！”的确，虽然四肢瘫患者完全丧失了感觉和运动能力，但皮肤依然会被烫伤，由于他们不会迅速做出反应，被烫伤的概率甚至比普通人更高。因此，照护这类患者时一定要倍加注意和小心。

2. 如何提升对于 SCI 患者的心理照护？

SCI 大多事发突然，治疗上又无有效恢复脊髓功能的办法，还会合并各种严重的并发症，因此患者难免产生悲观、失望、焦虑、忧郁等心理失衡的情绪。然而我们常规的居家照护主要针对患者生理层面的问题，心理护理的重要性还未引起足够重视。正如德希斯辞职后接替他的那位男护士，虽然工作尽职尽责，但很少从心理上关心菲利普的需求。夜间疼痛发生的时候，男护士远远站在门口，问要不要喝点水或者吃点药，而不是像德希斯那样温柔的轻抚菲利普的额头，帮他慢慢平静下来。当菲利普心烦意乱发脾气的时候，男护士向别人解释“他有病”，而不是像德希斯那样及时帮他疏导情绪。男护士这种专业却冰冷的照护模式，让菲利普感觉像是被送进了疯人院，他的心一日日苍老，越发怀念那个陪他玩、陪他疯、陪他一起开怀大笑的朋友。虽然德希斯没有受过太多教育，但他贵在平等与真实，对于菲利普从来没有惺惺作态的怜悯，只是把他当做一个除了瘫痪，其他方面都很正常的普通人来照护。这正是菲利普最或缺的。菲利普渴望过上正常充实的生活，他喜欢音乐、阅读和绘画，热衷交笔友，一切美好的事物他都感兴趣，只可惜瘫痪限制了他的自由。然而周围的人并不能理解他的追求。他们认为菲利普是一个被束缚在轮椅上的可怜人，只要让他衣食无忧就足够了，没有人想过他也渴望美，渴望爱，甚至渴望性。只有德希斯觉察出了菲利普的心理需求，尤其是对那位笔友埃莱奥诺小姐的特殊感情。德希斯鼓励菲利普给她打电话，约她见面，虽然菲利普第一次临阵逃脱，但德希斯又“设计”了第二次约会。最终有情人终成眷属，菲利普干涸的内心再次得到了滋润。

对于SCI患者的性需求问题，人们一直存在误解。由于缺乏对疾病知识的充分了解，同时还带有一定的社会偏见，SCI患者经常被看作是“无性人”，很多人认为脊髓损伤后性欲也会随之消失。事实上，一项672例截瘫患者的性问题调查报告显示，男性中超过50%存在性欲，而已婚男性甚至高达90%，说明无论何种程度的脊髓损伤，患者对于性的需求并不减退[7]。另外，正如我们前面所介绍的，即使是脊髓神经损伤，部分男性患者一样可以阴茎勃起、性交甚至生育，这也是SCI患者保留的基本生理能力。幸好德希斯看到了菲利普作为一个“人”的最基本的需求。就是这个平等的视角，成为菲利普格外珍惜他、甚至最后离不开他的主要原因。所以，从人文关怀的角度来看，即使未来菲利普安装了脑部电极，成功实现了生活自理，他也一样会怀念德希斯这位关心他、理解他的朋友吧！

其实，除了疾病，患者、残疾人和普通人没有太大区别，尽可能平等看待他们就是对于他们最大的呵护。生活上他们可能需要帮助，但请不要把他们的精神也推进轮椅。

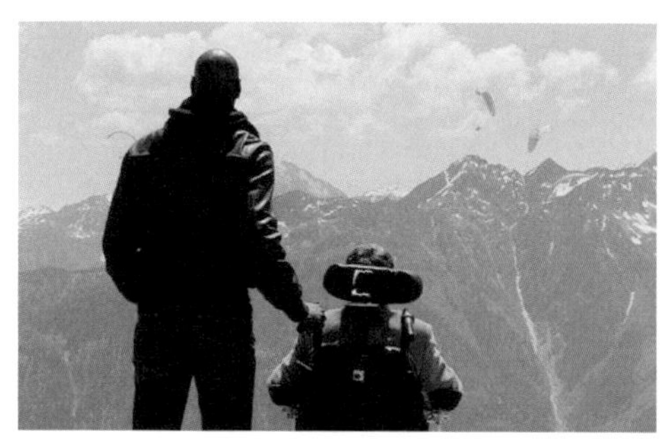

向往飞翔的灵魂

参考文献

[1] 张安仁. 脊髓损伤康复的现状与思考[J]. 康复学报，2016，26(02)：1-5.

[2] 孙天胜. 中国脊柱脊髓损伤研究的现状与展望[J]. 中国脊柱脊髓杂志，2014，24(12)：1057-1059.

[3] 陈己卉，张勤彦，罗德民. 延伸护理在降低高位截瘫患者术后并发症中的作用[J]. 中国社区医师，2019，35(04)：155-156.

[4] 王丽，李学莉，于娟，等. 居家脊髓损伤患者睡眠质量的现状调查及影响因素分析[J]. 淮海医药，2020，38(01)：93-95.

[5] 李主一，王宇川. 脊髓损伤后对性功能及生育的影响(附25例调查报告)[J]. 骨与关节损伤杂志，1992(03)：129-131+190.

[6] 杨升，李树广. 外伤性截瘫患者性功能初步调查[J]. 河北医学，2010，16(04)：453-455.

[7] 郝定均，袁福镛. 672例截瘫病人性问题调查报告[J]. 伤残医学杂志，1995(01)：1-3.

病房里的百变女郎
——电影《九顶假发的女孩》带你走近横纹肌肉瘤

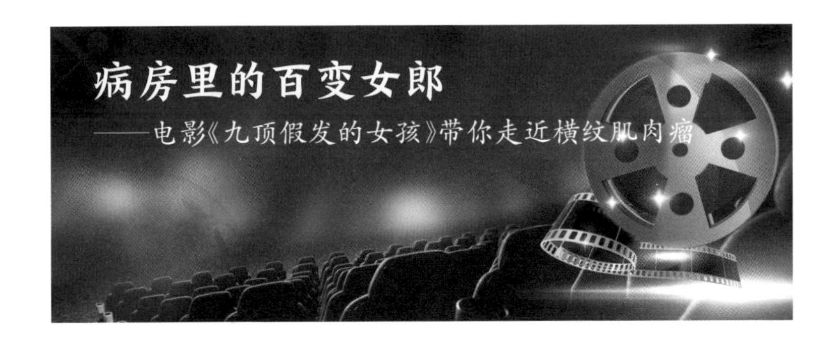

电影背景

中 文 名：九顶假发的女孩　德 语 名：Heute bin ich blond

导　　演：马克·罗特蒙德

编　　剧：Kati Eyssen/Sophie van der Stap

主　　演：丽莎·托马舍夫斯基/卡罗莉内·特斯卡/大卫·罗特/爱丽丝·德维尔/彼得·普拉格

制片国家/地区：德国/比利时

上映日期：2013－03－28(德国)

又　　名：9 顶假发的女孩(台)/Das Mdchen mit den neun Perücken

《九顶假发的女孩》是导演马克·罗特蒙德2013年执导的一部德国电影。影片讲述了：21岁的苏菲正值花样年华，喜欢跳舞、阅读和旅行，有一天却突然患上了一种罕见的癌症——横纹肌肉瘤。因化疗变身“光头妹”的她，别出心裁地买了九顶假发来装扮自己，原本只想借此逃避患病的事实，结果却在“角色扮演”的过程中重新发现了生活的美好和更真实的自己。最终，苏菲用充满创意的方式度过了最难熬的日子，并在一年后成功打败横纹肌肉瘤，奇迹般地甩开了死神的追逐。

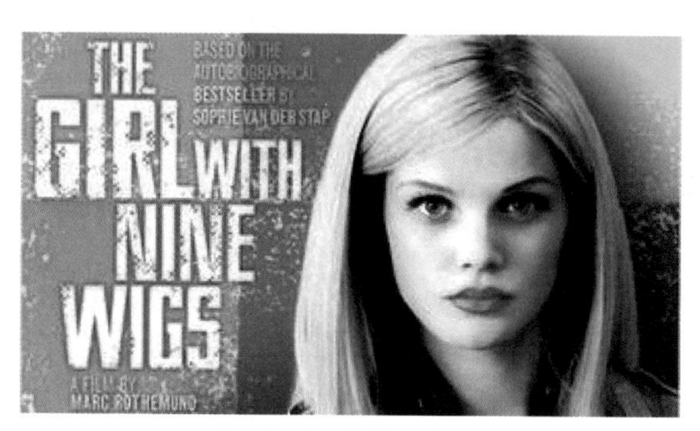

电影《九顶假发的女孩》海报

电影《九顶假发的女孩》改编自荷兰同名创畅销小说，作者苏菲·史戴普正是影片中女主人公的原型。为了记录这段不寻常的人生经历，苏菲一直在个人博客上分享她的抗癌之路，并最终将这些文字结集出版。该小说目前已被翻译成 16 国语言，稳居德、法、意畅销书榜 28 周，而苏菲本人也荣获了荷兰“巴特勇气奖”，并成为了感动欧洲的励志偶像人物。康复后的苏菲现在旅居巴黎，除了是一位专栏作家，还担任“橘丝带儿童癌症协会”亲善大使与代言人，继续激励更多人与癌症斗争。

与其他抗癌类电影不同，《九顶假发的女孩》属于一部非常另类的励志电影。主人公面对癌症时虽然也会恐惧，但是她并不通过苦难赚取观众的热泪，而是用一种无可救药的乐观态度直面病痛的挑战。这种正面“刚”的洒脱性情，正是苏菲区别于一般癌症患者的最大特点，有点类似于“我命由我不由天”的生命哲学。今天，就让我们一起跟随电影情节，看看苏菲是如何从光头小妹变身百变女郎，与横纹肌肉瘤战斗的吧！

一、什么是横纹肌肉瘤?

剧情回顾:苏菲咳嗽快4个月了。开始她并不在意,照样喝酒跳舞,直到后来出现胸痛,才去医院就诊。医生给她做了体检、胸片、抽血化验和CT检查,结果发现胸膜上长了一个肿瘤。经过组织病理学检查,苏菲被诊断为一种罕见的恶性肿瘤——横纹肌肉瘤。

横纹肌肉瘤(rhabdomyosarcoma, MRS),是指起源于横纹肌组织的恶性肿瘤[1]。人体肌肉根据结构分为横纹肌和平滑肌,前者又分为骨骼肌和心肌。之所以叫做"横纹肌",是因为这种肌肉在显微镜下呈现明暗相间的条纹,如同斑马身上的花纹,而平滑肌不具有这种特征。除了心肌,骨骼肌几乎布满人体的各个部位,因此,MRS可以发生在人体任何组织器官,包括一些没有骨骼肌的组织,比如膀胱。本片中,苏菲的MRS就源自胸膜,一种不含骨骼肌的浆膜结构。

与很多恶性肿瘤一样,MRS的发病原因不明,可能与遗传和环境因素有关。好发年龄为儿童,87%病例发生在15岁以前,13%发生在15~21岁,成年人极少发病。根据美国国家统计数据报道,15岁以下儿童发病率为(4~7)/100万,是继神经母细胞瘤和肾母细胞瘤之后发病率位居第三位的儿科肿瘤。男女发病率为(1.3~1.4):1,欧美国家发病率高于亚洲国家。MRS的临床表现视所在部位不同而各不相同,但多以肿块和疼痛为主要特点,结合诊断年龄、原发瘤位置和组织表现,基本呈现以下规律:胚胎性MRS多发于婴幼儿,好发部位为头颈部与泌尿生殖道等,腺泡状MRS以青少年多见,好发于四肢和躯干,而多形性MRS病例极少,主要发生于中老年人的四肢。诊断MRS需要结合影像学、实验室和组织学检查,最终确诊要依靠病理学检查。MRS的预后与肿瘤的原发部位和病变范围有关,近年来治疗效果已有很大进步,经过综合治疗,患者的 5 年生存率已由 20%上升到了 70%。

本片中,苏菲是一名 21 岁的年轻德国女性,母亲患有乳腺癌病史,肿瘤部位位于胸部,符合 MRS 的年龄、种族、家族患癌史、肿瘤好发部位等疾病特征,结合 X 线片、CT 检查和病理检查结果,MRS 诊断成立。

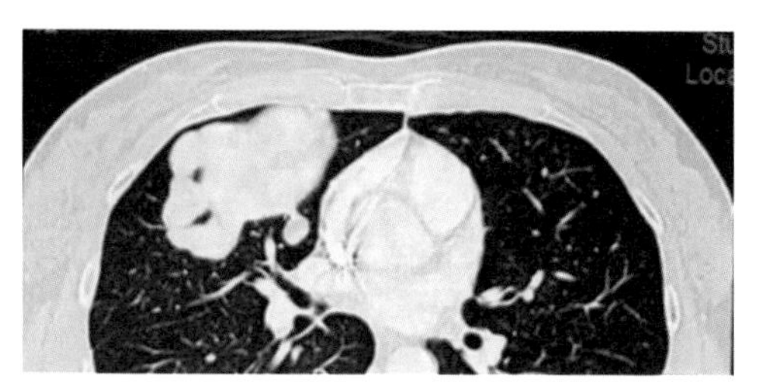

苏菲的 CT 检查片

二、苏菲为什么会变成“光头妹”?

剧情回顾:由于肿瘤的位置不适合手术,医生建议苏菲先化疗 32 周,若化疗结束后肿瘤还没消失,再做放疗。苏菲问医生治愈的机会有多大?医生诚实而又冷酷地回答“小于 50%”。这个回答无异于宣判了苏菲的死刑!苏菲一边痛哭,一边暗下决心:“一定要和横纹肌肉瘤战斗(battle)!我才 21 岁,我还不想死啊!”3 周化疗结束后,苏菲的秀发开始大把脱落,头皮上一块块的斑秃,好像被人践踏后无法生长的草坪,既丑陋又恐怖。苏菲无法直视镜子里的自己,请护士帮忙推了一个光头,“要么靓,要么酷!”苏菲大声地向所有人宣布,好像在和看不见的肿瘤君宣战。于是,“光头小妹”诞生了。

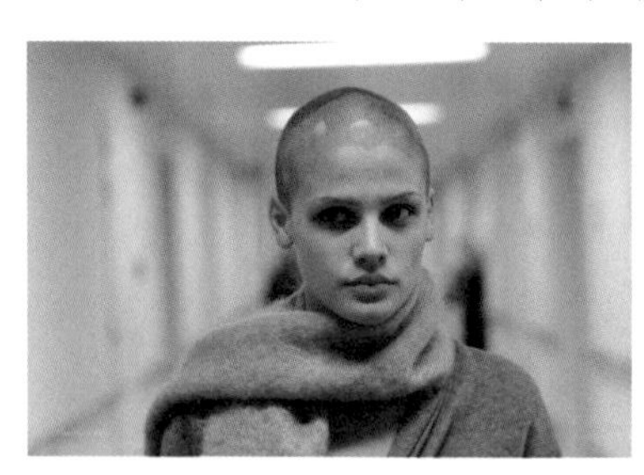

酷酷的“光头小妹”苏菲

苏菲的“光头”其实和 MRS 的治疗有关。手术、化疗和放疗结合是目前 MRS 公认的治疗方法[2]。由于单纯手术切除的治愈率不到 25%，化疗对于原发病灶和转移灶均有治疗作用，放疗可以对局部病灶进行很好的控制，因此，对大多数患者来说，综合治疗是控制 MRS 的有效手段。然而，苏菲的肿瘤生长在胸腔，位置较深，瘤体较大，周围还包绕着致命大血管，手术风险很高，不宜采取手术治疗，故医生采取化疗结合放疗的治疗方案，这就为苏菲日后变成光头小妹做好了铺垫。

可是，并不是所有的化疗患者都会变成光头。脱发的发生和严重程度与化疗药物的种类、剂量以及化疗时间的长短有关。因此，有些药物会令头发全部掉光，有些只是轻微脱发，使头发变得比较稀疏而已。影片中，苏菲所用的异环磷酰胺、长春新碱、放线菌素属于比较容易脱发的药物类型，可使身体任何部位，包括头面、四肢、腋下甚至私处的毛发大部分或者全部脱落。不过这个问题并没有对女战士苏菲造成困扰，她不但自嘲“又变回未成年少女了！”而且还感觉“挺好，可以节省时间！”真是乐观到骨子里了！

那么，脱发后头发还会再长吗？多数情况下化疗后脱发是可逆的。化疗完全结束几周后，多数人会逐渐长出新发，不过发质可能会发生一些改变，比如变细、变软、变卷等。苏菲化疗结束后就长出了一头漂亮的卷发，短短的，毛茸茸的，甚至比她以前更加俏皮可爱。

三、“百变女郎”真的有助于苏菲的治疗吗？

剧情回顾：尽管苏菲剃头时表现得很勇敢，但真正面对他人异样的眼光时，仍会感到羞愧和痛苦。幸好闺蜜陪她去买了几顶漂亮的假发，每一顶都风格迥异，于是生活又重新变得有意思起来。苏菲根据不同的场景变换不同的假发：金色卷发代表风情万种的“黛西”，黑直长发代表清纯可人的“吕迪亚”，红色短发代表脾气暴躁的“苏”，金色长发代表优雅脱俗的“布隆迪”，亚麻色中长发代表邻家女孩“帕姆”，银色短发代表舞池皇后“普拉蒂娜”等。她乐此不疲地穿梭在角色扮演的各个人物之间，仿佛自己变成了9个人，每天被各种兴奋、高涨的情绪充斥着，连痛苦的放疗和化疗也变得没有那么难熬了。令人惊奇的是，苏菲的肿瘤不断缩小，一年后复查，肿瘤居然奇迹般地消失了。

苏菲借助角色扮演的方式调节心理状态，最终帮助自己成功战胜了MRS。这个故事听起来有点不可思议，但背后涉及的其实是肿瘤心理治疗的科学道理。肿瘤心理治疗主要探讨心理治疗对于肿瘤患者心理、行为、躯体功能和躯体症状的作用。其中，患者心理状况是一项重要的研究内容，包括情绪状态、认知评价和应对方式等。有研究表明，稳定的情绪状态、正向的认知评价和积极的应对方式有益于提高肿瘤患者的免疫功能以及延长其存活时间。其主要生物学机制是在神经-内分泌-免疫网络基础上，通过心理神经免疫机制，改变机体内分泌和免疫系统的功能而实现的[3]。比如：乳腺癌患者的焦虑情绪越高，NK细胞（自然杀伤细胞）和淋巴细胞总数就越低；抑郁程度越低，B、T淋巴细胞尤其是CD4淋巴细胞总数就越高。因此，看似游戏的角色扮演活动，实则是在帮助苏菲建立积极的心理状况，而这种心理状况借助中枢神经与免疫系统之间的双向调节作用，有益于释放神经介质或内分泌激素，促进机体免疫调节，再结合足量、规范的放化疗治疗，苏菲MRS痊愈的可能性也就存在了。所以，民间有一句俗语：“50%的癌症是病死的，50%的癌症是吓死的。”还真有一些道理！

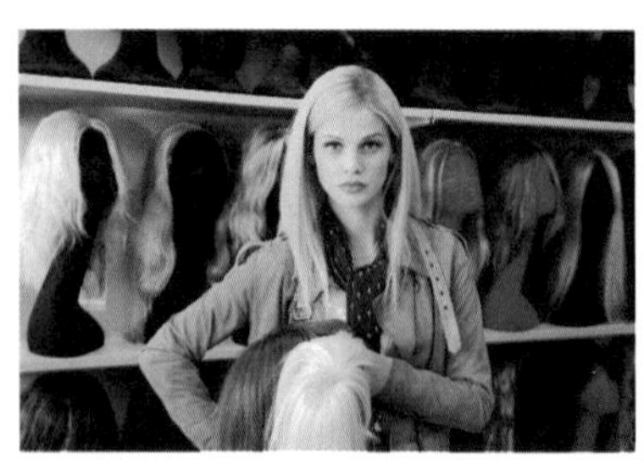

戴上假发后的“百变女郎”苏菲

四、“百变女郎”对于抗癌治疗有哪些功效?

苏菲从角色扮演中收获的正向心理状态有益于调节免疫,最终有助于疾病向着好的转归发展。总结起来,“百变女郎”能够发挥以下几方面的功效:

(1)改善不良情绪。正向心理状态对于改善患者抑郁、焦虑等不良情绪有较大作用。这一点在苏菲身上表现得特别明显。“变身”后的苏菲一扫阴霾,整个人又重新焕发出活力,除了每次复查前还会恐惧,大部分时间表现出来的都是乐观、坚定、果断、勇敢等正向情绪。最有趣的一幕是她把输液架当做滑板车,又帅又酷地从护士身边滑过,在医院里赚足了100%的回头率。

(2)增加日常活动。癌症患者的日常活动受疾病影响较大。由于容易疲劳,缺乏精力,大部分时间花在治疗上,患者会有一种脱离社会的孤独感,其结果只能将更多注意力转向自身,体验更多的心理困惑。因此,很多研究者鼓励癌症患者增加闲暇活动,甚至重返工作岗位。在这一点上,苏菲更是做出了表率。只见她在治疗间期,戴上黑直长发,变身学生妹“吕迪亚”,重返校园课堂,不但成功恢复了校园学习生活,而且还赢得了一位男老师的青睐。

(3)改善自我认知。癌症患者由于社会角色以及治疗带来的躯体形象改变,自尊心和自我概念会产生严重打击。脱发后的苏菲曾经感觉自己变成了一个怪物,一个人躲在墙角里暗自哭泣。幸好九顶假发挽救了她,让她重拾信心。当她化身金发女郎“布隆迪”接受记者采访时,记者瞪大了眼睛简直不敢相信,眼前这个神采飞扬的女孩会是一名癌症患者!

(4)减轻疼痛和不良反应。疼痛是一种心身复合的主观感受,疼痛体验与患者的心理状态有一定关系,而癌症治疗引起的不良反应,如恶心、呕吐等也与之相关。正向心理状态有助于减轻疼痛、缓解不良反应带来的不适感。影片中有一个镜头令人印象深

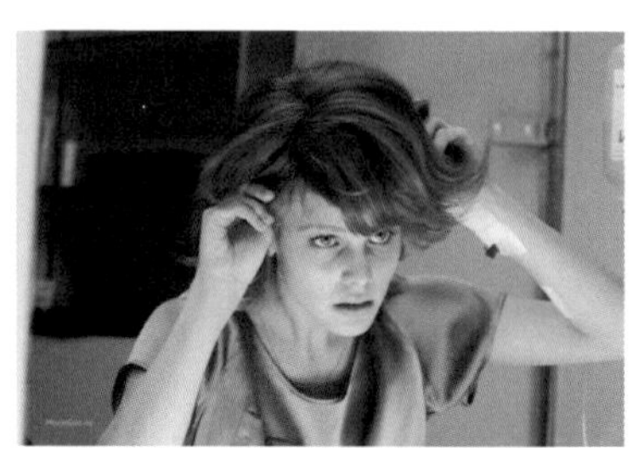
苏菲变身过程中

刻。前一分钟的苏菲还是一个病恹恹的小光头；后一分钟苏菲戴上假发，黏上假睫毛，涂上腮红眼影，立马又变得神采奕奕起来。变身后的苏菲前后判若两人，主要原因可能与其通过调整心理状态，提高了对于疾病的控制感，增强了战胜疾病的信心有关。

电影对于我们的启示

《九顶假发的女孩》秉承了欧洲电影一贯的风格，异域风情的城市、幽默风趣的语言、恢宏大气的音乐，虽然是一部讲述疾病故事的电影，但整体感觉并不压抑，甚至还有点赏心悦目。除了视觉享受，这部电影从医学的角度甚至人生哲学等方面也给我们带来了很多启示。

对于医学教育而言，电影《九顶假发的女孩》类似于一部“活”教材。MRS在成年人中发病率低，平时临床上比较少见，观赏该片有利于弥补临床上这种少见病例感性认识不足的缺憾。事实上，医学教育可以利用多种途径和手段，医学电影就是其中一种很好的教育媒介。一部好的医学电影，既能涵盖疾病知识，又有生动的故事情节，受教育者在不知不觉中参与学习、思考，同时还能愉悦身心，真是一件一举两得的美事。

对于临床工作而言，这部电影探讨了心理治疗与肿瘤之间的关系，尤其是心理社会因素对于癌症发生发展等方面的影响。最有价值的是，该片对于医护人员如何为癌症患者提供心理支持，也提供了参考和借鉴。最典型的例子就是那个胖胖的男护士，外表看起来有点粗笨，护理技术却很高超，关键是通情达理（属于心理护理范畴），没有他的巧妙掩护，苏菲根本完成不了百变女郎的伟大计划。还有那位高冷的主治医生，也是“外冷内热”，尽管告知病情时冷酷得像个魔鬼，但当苏菲戴着红色短发坐在门诊治疗时，他会特地绕上前来赞道：“今天的发型很适合你”，而这句话会让苏菲舒服一整天。希波克拉底曾经说过，“医生有两种东西可以治病，一种是药物，一种是语言。”这部电影告诉我们语言也可以治病，不过前提是要学会倾听、学会观察和学会共情。医护人员为苏菲提供的心理支持，再次印证了那条朴素而伟大的真理：医学有时去治愈，常常去帮助，总是去安慰。

对于普通观众，我们在惊叹苏菲小小身躯里蕴含着的巨大能量之余，更多的是对自己的人生叩问：假若我们得了癌症，要用什么样的心态去面对以后的生活？患癌以后的时光是否全都变成了垃圾，还是同样也能绽放光彩？如果治疗和痛苦都是无法避免的，我们要用什么样的行动去迎接明天？这些问题，现在我们无从回答，因为不到真正接近死神的那一刻，没有人真正知道自己的内心。

老戏骨摩根·弗里曼和杰克·尼克尔曾经主演过一部经典电影《遗愿清单》，讲述了一个富人老头和一个穷人老头都只剩下几个月生命，两人一起飙车、跳伞、周游世界，几个月活出了一辈子的精彩故事。《九顶假发的女孩》和它有异曲同工之妙。不同的是，苏菲太年轻，虽然生命也已开始倒计时，但她还有太多经历没有体会，所以她想出了角色扮演这个的方法，一年内体会了九种人生。

那么我们呢？今天的我们暂时健康，是不是一边庆幸上天对于我们的恩赐，一边继续营营苟苟，患得患失呢？余生很长，余生也可能很短，没人能够预料到下一秒会发生什么。从这个意义上来说，每一天都是值得珍惜的，况且现在的每一天本来就是我们剩余人生中最年轻的日子。

与其将来遗憾，不如把握现在。

去爱吧，像不曾受过一次伤一样，

跳舞吧，像没有人欣赏一样，

唱歌吧，像没有任何人聆听一样，

干活吧，像不需要钱一样，

生活吧，像今天是末日一样。

或许这样的人生会快乐很多。

参考资料

[1] 张金哲. 现代小儿肿瘤外科学[M]. 北京：科学出版社，2009：305-307.

[2] 董蒨. 小儿肿瘤外科学[M]. 北京：人民卫生出版社，2009：328.

[3] 黄丽，罗健. 肿瘤心理治疗学[M]. 北京：人民卫生出版社，2009：114-117.

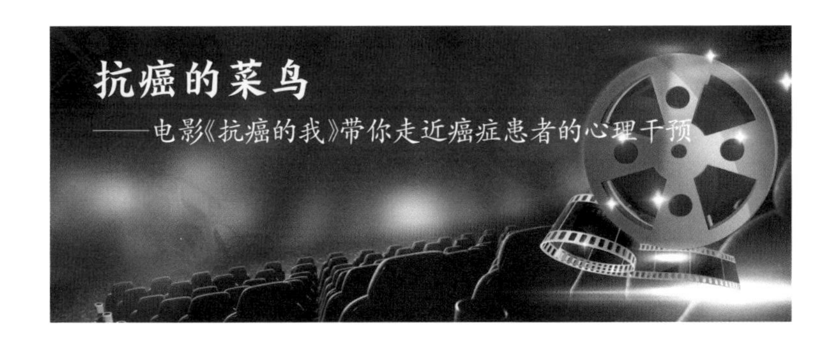

电影背景

中 文 名：抗癌的我　英 文 名：50/50

导　　演：乔纳森·莱文

编　　剧：威尔·利沙

主　　演：约瑟夫·高登-莱维特/塞斯·罗根/安娜·肯德里克/布莱丝·达拉斯·霍华德/安杰丽卡·休斯顿

制片国家/地区：美国

上映日期：2011－09－30(美国)

又　　名：活个痛快(台)/风雨同路两支公(港)/我得癌了/我与癌症/对半开/一半一半/I'm with Cancer

获奖情况：

第69届金球奖电影类(2012)：最佳音乐/喜剧片(提名)，最佳男主角(提名)约瑟夫·高登-莱维特

第21届MTV电影奖(2012)：最佳男演员(提名)约瑟夫·高登－莱维特

第17届美国评论家选择电影奖(2012)：最佳原创剧本(提名)威尔·利沙

第27届美国独立精神奖(2012)：最佳影片(提名)，最佳女配角(提名)安杰丽卡·休斯顿，最佳处女作剧本威尔·利沙

第10届华盛顿影评人协会奖(2011)：最佳原创剧本威尔·利沙

第16届圣地亚哥影评人协会奖(2011)：最佳原创剧本(提名)威尔·利沙

癌症是威胁人类生命健康的三大杀手之一。患癌以后，人们通常会出现不同程度的心理问题，可大多数人并不知道应该如何处理自己的不良情绪和内心的烦恼。有研究表明，很多癌症患者不是死于肿瘤，而是死于对于肿瘤的无知、恐惧以及恐惧带来的盲目应对。确诊癌症后，我们应该如何面对突如其来的打击？除了手术和药物，医生还能为我们做些什么？作为家人和朋友，他们又能为我们做些什么？今天，就让我们跟随电影《抗癌的我》，一起探寻一位神经纤维肉瘤患者的抗癌心路历程。

《抗癌的我》是导演乔纳森·莱文2011年执导的一部美国电影。故事讲述了老实人亚当不幸罹患一种罕见的恶性肿瘤——神经纤维肉瘤，为此他失去了热爱的工作以及同居多年的女友，生活变得一团糟。幸好亚当身边还有一个看似没心没肺实则真诚以待的死党凯尔，以及一个虽然临床经验少得可怜却热心快肠的心理疏导师凯瑟琳，在他们的帮助下，亚当逐渐从绝望恐惧中解脱出来，积极面对癌症，重新认识自我，与家人达成和解，并意外收获了一段新的感情。最终，亚当不但战胜了肿瘤，而且完成了心灵的成长，从一名抗癌菜鸟蜕变成了一名抗癌战士。

电影《抗癌的我》根据编剧威尔·里瑟尔的真实经历改编，之所以英文名叫“50/50”，是因为神经纤维肉瘤的存活率只有50%，光看片名就能感受到癌症患者的艰辛不易！片中某些情节源自真人真事，比如凯尔帮亚当换药那一段搞笑情节，就是发生在威尔身上的真实场景。最有意思的是，片中饰演亚当死党凯尔的塞斯·罗根，现实生活中也是威尔的好友本人！也就是说，塞斯·罗根在片中的精彩呈现，其实就是他的本色出演！真人励志故事加上笑中带泪的小清新风格，让这部影片荣获了“第 10 届华盛顿影评人协会奖”最佳原创剧本等 10 项大奖或提名，目前豆瓣评分 7.7，共计 5.5 万人已经观看过。

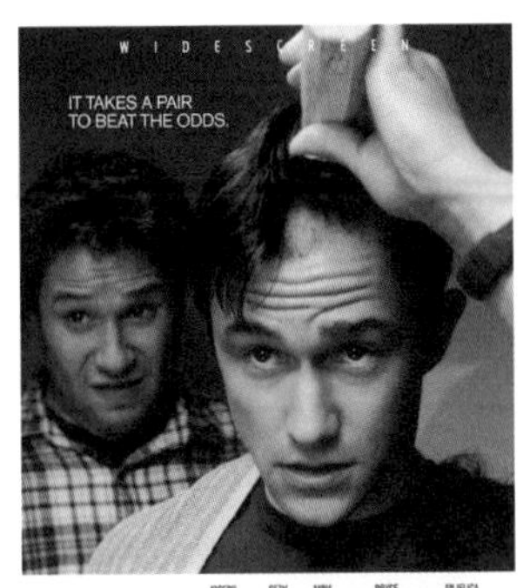

电影《50/50》海报

一、亚当得了什么病？

亚当最近总感觉腰痛。医生为他做了腰椎磁共振成像等检查后发现：第 2～5 腰椎水平有一个硬膜内肿瘤，同时伴有神经根受压迹象和骨蚀症状。根据临床症状和检查结果，医生诊断亚当患了“神经纤维肉瘤”，一种罕见的恶性肿瘤。亚当认为医生在开玩笑，他不抽烟不喝酒、不熬夜、不滥交，而且还喜欢跑步，怎么可能会得恶性肿瘤？医生用一种冷静得几乎残酷的语调告诉他：这是一种遗传性疾病。

神经纤维肉瘤又称恶性外周神经鞘瘤，是一种罕见的具有神经鞘分化功能的恶性肿瘤，普通人群发生率仅为 0.001%，软组织肉瘤中占比 5%，最常作为病例报告进行报道[1]。该肿瘤起源多样，既可起源于中胚层外周神经或神经外软组织，又可由先前已经存在的神经纤维瘤病恶化所致[2]，而神经纤维瘤病是一种少见的、原因不明的常染色体显性遗传病，主要表现为皮肤色素沉着和神经系统肿瘤，可为家族聚集性发病（家族成员中 20%～50%患有相同的疾病），也可以散发病例存在。

神经纤维瘤病是由基因缺陷导致神经嵴细胞发育异常所致的

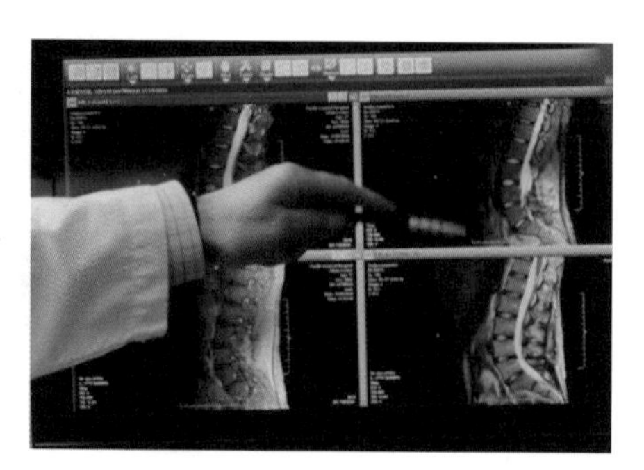

亚当的腰椎磁共振成像检查提示“神经纤维肉瘤”

多系统疾病，根据临床表现和基因定位不同，可分为Ⅰ型和Ⅱ型。其中，Ⅰ型由 von Recklinghausen 于 1882 年首次报道，基因定位在 17 号染色体，患病率为(30～40)/10 万；Ⅱ型定位在 22 号染色体[3]。神经纤维瘤病大多数属于良性，瘤体生长缓慢，但也有 3%～4%会发生恶变[4]。根据 Etiuma 报道，神经纤维瘤病恶化的指征包括：肿瘤增大，皮肤色素过度沉着、溃疡、出血以及发生疼痛。影片中，医生告诉亚当“他患的肿瘤类型与 17 号染色体异常有关”，可以推断亚当的神经纤维肉瘤来自神经纤维瘤病Ⅰ型恶化而成。其发病机制可能与 17 号染色体异常，导致抑癌基因 *P53* 突变，最终诱发细胞发生癌变有关。也就是说，亚当的肿瘤在他出生时就已存在，这次发病不过是肿瘤逐渐长大引起周围组织受压并造成骨质破坏所致。

那么，亚当的家人为什么没有类似的症状呢？医学研究发现，位于 17 号染色体上的 *granulin*(*GRN*)基因和老年痴呆的遗传机制相关[5]，而亚当的父亲恰恰患有老年痴呆症，这从侧面提示了亚当的肿瘤很有可能来自其父系家族的遗传缺陷。根据遗传病的遗传规律，父亲的基因可以异常，但由于内外环境的改变而无法完全表达致病基因的作用，从而成为表型正常的致病基因携带者，而他的儿子仍有 1/2 的可能性发病，也就是说，亚当与父亲同样患病，但亚当的运气没有父亲那么好罢了。*

二、医生能为亚当做些什么?

确诊之后,医生迅速为亚当制定了治疗方案。鉴于肿瘤的位置和大小,医生建议他先行一期化疗,待到肿瘤体积缩小后再行手术。然而,亚当还在纠结他为什么会得病,他怎么可能会得病。医生见他一时无法面对现实,介绍他去专门的癌症心理门诊,希望通过心理疏导能够对他有所帮助。

欧美国家的癌症治疗除了手术、放疗、化疗、生物治疗以外,心理疏导也是其中的一个重要部分。针对影响疾病发生、发展、治疗、预后的各种影响因素,心理疏导师通常会采用一些心理行为干预手段,帮助患者积极调整心态,正确面对现实,使患者在延长生命的同时提高生活质量[6]。因此,心理疏导师通常会出现在癌症治疗的团队当中。相比之下,我国癌症心理学的研究起步较晚,临床运用比较薄弱,因此这部电影中关于癌症心理学,尤其是针对癌

---

* 小知识

什么叫常染色体显性遗传病?

常染色体显性遗传病(autosomal dominant inheritabledisease)是位于常染色体上的显性致病基因引起的遗传病,主要有如下特点:

① 只要体内有一个致病基因存在,就会发病。若双亲之一是患者,子女中 1/2 可能发病。若双亲都是患者,子女中 3/4 可能发病,设致病基因为 A,双亲均为杂合体(Aa * Aa),子代中纯合体患病占 1/4(1/4AA),杂合体患病占 1/2(2/4Aa),纯合体正常占 1/4(1/4aa);若患者为致病基因的纯合体(AA * AA),子女全部发病。

② 此病与性别无关,男女发病的机会均等。

③ 在一个患者的家族中,可以连续几代出现此病患者。但有时因内外环境的改变,致病基因的作用不一定表现(外显不全),一些本应发病的患者可以成为表型正常的致病基因携带者,而他们的子女仍有 1/2 的可能发病,出现隔代遗传。

④ 无病的子女与正常人结婚,其后代一般不再有此病。

症患者的心理干预值得我们认真学习和借鉴。*

三、亚当接受的心理疏导

心理疏导广义上说是指所有心理咨询和治疗的总和，狭义上指心理疏导师通过自己的心理学知识和沟通技巧，对疏导对象进行“梳理、泄压和引导”，改变个体的自我认知，从而提高其行为能力和改善自我发展的心理疏泄和引导方法。心理疏导的服务对象包括患者、家人、朋友以及从事医疗工作的医护人员，而担任心理疏导师的可以是心理医生、社会工作者以及心理学研究人员。

得知自己罹患恶性肿瘤之后，亚当的心理受到了极大冲击。此时，医生的声音变得忽远忽近，画面变得晃动模糊，同时伴随着刺耳的嚣鸣音，提示亚当的身心反应非常强烈，出现了眩晕、耳鸣、视物模糊等症状。

面对癌症诊断时，患者首先会进入一个震惊期。具体表现为极力否认癌症的事实，拒绝相信医生的诊断。正如亚当第一次见到自己的心理疏导师，一位在读实习博士生，直接揶揄她像美剧《天才小医生》里的主角，嘲笑她年轻得不像个医生，说明他从内心并不信任医生的诊治。面对凯瑟琳的关切询问，亚当也总是应付了事地回答“我很好，真的很好，没有什么问题”，透露出“我没病，一定是你们什么地方弄错了”的言下之意。因此，面对这个阶段的癌症患者，心理疏导不能急于勉强其正视现实，更不能像专家一样

---

* 小知识

什么是癌症心理学？癌症心理学作为一门医学领域的应用心理学，正在越来越被认可和重视。主要研究内容涉及心理学和肿瘤学的交叉部分，包括患者及其家属在疾病各个阶段所承受的压力和心理活动特点，不同人格素质在健康、疾病和康复过程中的作用，社会文化因素对患者及其家属的心理和生理影响，以及如何将心理行为知识和技术应用于肿瘤学的各个方面。

与之说教，只能耐心的变化各种方式给予他关怀。比如邀请他躺在沙发上做一个放松练习，或是播放一段令人平静的音乐，让他心情放松后慢慢接受事实。

化疗开始后，凯瑟琳继续为亚当进行心理疏导。亚当坦言“第一次化疗的感觉很不好，头到现在还疼”。凯瑟琳表示理解，并安慰他“这真的很难熬，但总会过去的”。谁知，凯瑟琳的安慰反倒引起了亚当的愤怒，他认为“凯瑟琳站着说话不腰疼”，这种居高临下的态度令他抓狂。

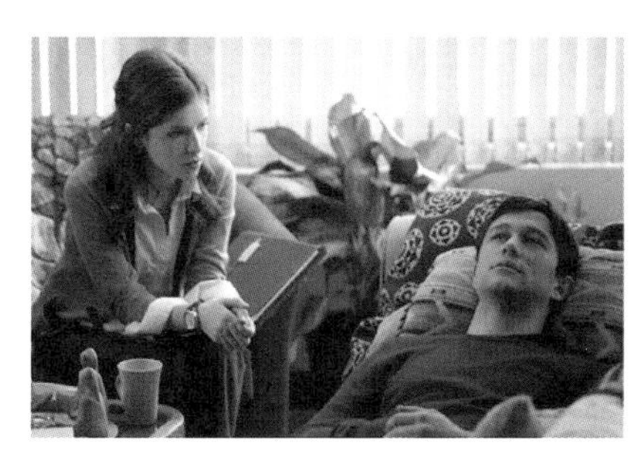

凯瑟琳继续为亚当进行心理疏导

接受癌症诊断之后，患者会进入第二阶段——愤怒期，即认为世界不公平，癌症为什么偏偏会选择自己，随后会将愤怒的情绪转向他人。尤其是化疗开始以后，由于细胞毒作用的影响，患者会出现恶心、呕吐、头疼、脱发等症状，身体的不适加上内心的焦虑，更令其愤怒进一步升级，从而在不知不觉中迁怒于为自己治疗的医务人员。再加上凯瑟琳是一个菜鸟医生（亚当是她的第 3 个患者），亚当本来就对她缺乏足够的信任，此时凯瑟琳越是表示“她能理解亚当的痛苦”，越是会让亚当觉得她的安慰是一种敷衍，一种程序化的应答，而不是真心与之共情。因此，面对这一阶段患者的过激反应，过多的言语安慰有时会适得其反，建议采取“注意力转移法”，比如给他开出一个书单，建议他从阅读中找到共鸣；或者像凯瑟琳那样轻轻拍拍亚当的臂膀，通过肢体语言在精神上给予他支持。心理学认为“身体接触会增进信任感，会让处于重压下的人更有安全感”。虽然亚当调侃“自己像是被海獭拍了几下”，但他也给凯瑟琳传递出了自己并不排斥这种交流方式的讯号（海獭多可爱啊）。于是凯瑟琳坐得离亚当更近，更轻更柔地又拍了他几下。“这下感觉更恐怖了！”亚当忍不住笑了起来，笑声化解了之前的尴尬，让医患关系出现一种微妙的和谐气氛。

遗憾的是，化疗并没有起到预期的效果，肿瘤还在继续生长，医生决定明天就为亚当实施手术。由于手术非常危险，医生坦言很有可能术中出现危及生命的情况。病情的变化让亚当的心理防线彻底崩溃。他害怕今晚是人生中最后的一个夜晚，可自己却还有很多心愿没有完成，没有去过加拿大，没有交过女朋友……一时间悲从心中起，亚当把自己锁在车里抱头痛哭起来。

亚当的情绪暴发源于“手术”这个应激事件。如果不及时疏导，极有可能出现自杀等极端事件。幸好他及时拨通了凯瑟琳的电话。也许是心中积压了太多的情绪，亚当对着电话一吐为快，悲愤、自怜、悔恨……像开闸的洪水一样倾泻出来，而凯瑟琳只是静静地听着，像个老朋友那样耐心地听他倾诉，让他尽情表达，并适时做出一些回应。哭过之后，亚当的声音逐渐平静下来，似乎随着刚才那波情绪的疏泄，一股新的力量正从他的体内萌生出来。最后，亚当向凯瑟琳真诚道谢，感谢她的理解和陪伴，医患关系向着更加和谐的方向进一步发展。与此同时，亚当自己的心理成长也在建立起来：他决定无论明天结局如何，都要勇敢去面对。

四、亚当参加的互助小组

除了心理疏导，医生或患者主导的心理互助小组也是癌症患者获益较多的一种形式。

亚当第一次去化疗的时候，心情非常沉重，就连背景音乐都是令人伤感的《我很孤独》(*I am alone*)。幸好他遇到了两个病友——艾伦和米奇。艾伦邀请亚当品尝妻子自制的饼干,调侃化疗后的男人会有哪些变化,米奇则一直对亚当友好地微笑。虽然两人都已到癌症晚期,但精神状态却很好,有一种从容面对的乐观和豁达。经过与病友的交谈,亚当渐渐对癌症没有那么恐惧了。回家的路上,他的心情轻松了很多,脸上居然露出了笑容。在他经过的一壁墙面上,写着一行醒目的标语:family facing cancer together(大家一起来抗癌)。

亚当与两位病友的互动可以看成是癌症互助小组的一次分享。互助小组(support groups)在西方国家比较普遍,是将曾经或正在经历类似体验的癌症患者聚集到一起,为其提供交流分享的平台,让其在互动中找到共情。小组活动可由癌症患者主持,也可由社会工作者或心理学专业人士主持。

患癌之后,患者的心理通常会变得比较脆弱,而参加互助小组可以为癌症患者提供更多心理上的支持。首先,互助小组为那些在现实生活中受到挫折和压抑的患者提供了一个相对宽松的人际环境。由于遭遇的问题比较相似,生活中的消极情绪可以在这里得到释放,小组成员之间互相倾诉、理解和安慰,不但能够"自助",而且能够"助人",这种特殊的影响力是个体心理疏导所不能达到的。其次,当成员在小组活动中讲述自己的经历和感受时,如果能够得到别人的共情,这会让当事人感觉有人正在和"我"一起经历共同的痛苦,这种共情会让患者在不知不觉中减轻对于疾病的恐惧,增强战胜疾病的信心。这也是第一次化疗后亚当为何会面带着微笑走出治疗室的原因。Family facing cancer together,他在这里找到了家的感觉。此外,小组成员在互动过程中也会产生正能量,让其他成员重新找到生活的目标和价值。比如,艾伦的妻子悄悄在饼干里放了大麻籽,想着法儿为丈夫减轻痛苦,而米奇的妻子则对丈夫情意绵绵,即使短暂分离也要深情拥吻。两位病友的榜样让亚当重新开始相信爱情，“即使到了癌症晚期也会有人爱，何况我还有50%的机会呢，为什么不去追求自己的幸福呢?”这种认知上的转变让亚当重新燃起了生活的希望以及对于未来的憧憬。

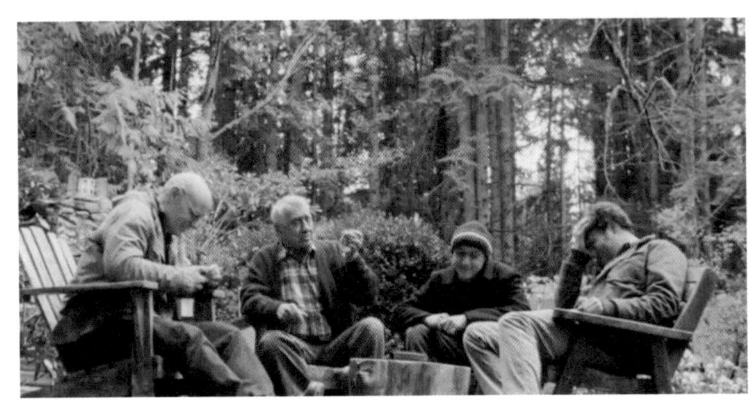

亚当参加的互助小组

互助小组在欧美国家是一种非常普遍的心理互助+自助形式。除了患者本人，患者家属也会成立互助小组。通过分享互助，家属之间也能增加抗癌支持作用。影片中，亚当的妈妈就参加了一个子女是癌症患者的父母互助小组。患病之前，亚当一直认为妈妈是个女汉子，世界上没有任何事情可以击垮她。然而得知这件事情之后，亚当突然意识到妈妈也在承受着巨大的压力，为了在自己面前强装镇定，她只能一个人偷偷出去减压。所以看似坚强的妈妈，只不过是在隐藏自己的脆弱罢了。亚当突然发现患癌也有“好处”，那就是，它会让家人的心彼此靠得更近。亚当的眼睛湿了，他揽过了妈妈的肩膀，让她靠在自己身上痛痛快快地哭出声来。

电影带给我们的启示

对于大多数人来说，我们未曾遭遇癌症的厄运，因此暂时无法体会癌症患者的艰辛。但或多或少我们都曾接触过有癌症经历的家人或朋友。那么,我们能为他们做些什么呢?通过这部电影,编剧告诉我们癌症患者最希望两件事情。

一是不要过分关注。癌症患者不但需要医生和家人的关心,而且需要朋友的鼓励和支持。尤其是治疗期间,患者可能出现焦虑、烦躁、恐惧、绝望等不良情绪,这时就更需要来自家人和朋友的精神支持。但切记关心要"恰到好处",不要过分关注,不要让患者感觉"自己变成了一个一无是处的废人",而要像正常人一样对待他们的工作、学习和生活。影片中,亚当最亲近的人就是凯尔。除了陪他就诊,凯尔始终一如既往地陪他"吃喝玩乐",完全没有因为亚当患癌而对他另眼相看。女友背叛后,凯尔总是鼓励亚当重新找个好女朋友,即使亚当变成了光头,凯尔仍然觉得他很酷,告诉他光头更能吸引女孩子的关注。凯尔看似没心没肺,实则带给了亚当最最需要的精神支持——平等和尊重,把他当作正常人来平等对待,尊重他作为一个"人"的基本需求。因此,较之其他人廉价的怜悯,亚当分外珍视来自凯尔的真诚友情。

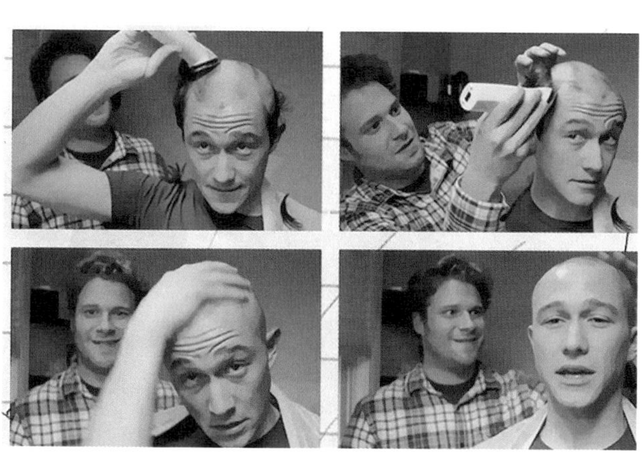

凯尔带给亚当最珍贵的友谊

二是不要刻意隐瞒。大部分医生与家属赞成所谓“保护性医疗措施”，即医生是疾病治疗的决策者，患者不必知道自己的病情[7]。因此，通常会对患者隐瞒或是回避病情。其实患者迟早会知道真相，至死不悟者极少。隐瞒与回避的结果只会引来更多的猜忌，甚至让患者有种强烈的受骗感，尤其是年轻患者。正如亚当控诉的那样“你们骗我一切都会好的，让我感觉自己像个傻瓜，你们就说我会死的，这样还会好受一点”。研究表明，大多数患者渴望获得真实的疾病信息，包括疾病的原因、诊断、治疗和预后，甚至是自己还剩多少时间可以完成心愿。因此，公开病情已经成为一种趋势。作为患者的家人和朋友，我们无需刻意隐瞒真实的病情，但要注意告知的方式和时机。公开病情后，我们可以与患者共同制定未来的生活、治疗甚至是临终安排，这会让患者对自己的命运更有控制感，帮助他们减轻焦虑，积极治疗，甚至是珍惜剩余的生命时光。

从肿瘤心理学的角度来看，《抗癌的我》带给了我们太多的思考。亚当接受的心理疏导、参加的支持小组，以及家人和朋友对他的心理支持，都能在电影中找到对应的情节，值得我们反复研究、学习和回味。医学研究已经表明，由于神经-内分泌-免疫网络的调节作用，临床治疗的同时配合有效的心理干预，能够缓解患者的负性情绪，改善患者的心理功能，影响患者的免疫功能，最终可以影响到患者的抗癌结果。希望通过观赏这部电影，能让更多人了解癌症心理学，关注癌症患者的心理问题，更多癌症患者及其家属能够从中受益。

参考文献

[1] Juliane Pirágine Araujo, Jefferson Xavier de Oliveira, Viviana Lanel, et al. Neurofibrosarcoma of the mandible derived from neurofibromatosis [J]. Autopsy & case reports, 2019,9(4): e2019094.

[2] 贾建平. 神经病学[M]. 8版. 北京：人民卫生出版社，2018：446.
[3] 陈清棠. 临床神经病学[M]. 北京：北京科学技术出版社，2000：153.
[4] Nelson Peter T, Dickson Dennis W, Trojanowski John Q, et al. Limbic-predominant age-related TDP-43 encephalopathy (LATE): consensus working group report [J]. Brain: a journal of neurology, 2019,142(6).
[5] 陈璐. 癌症患者心理疏导技术[M]. 北京：人民卫生出版社，2013：140.
[6] 黄丽，罗健. 肿瘤心理治疗[M]. 北京：人民卫生出版社，1999：178.

假如生命只剩30天
——电影《达拉斯买家俱乐部》带你走近
艾滋病早期的药物治疗

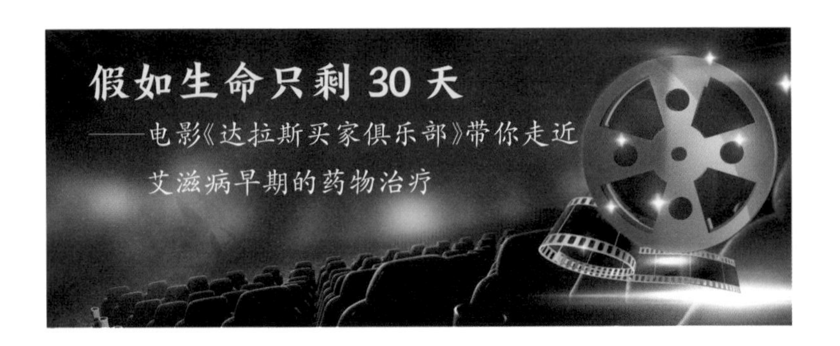

电影背景

中 文 名：达拉斯买家俱乐部　英 文 名：Dallas Buyers Club
导　　演：让-马克·瓦雷
编　　剧：克莱格·鲍登/梅丽莎·沃雷克
主　　演：马修·麦康纳/詹妮弗·加纳/杰瑞德·莱托/斯蒂夫·扎恩/达拉斯·罗伯特斯
制片国家/地区：美国
上映日期：2013-09-07(多伦多电影节)/2013-11-22(美国)
又　　名：续命枭雄(港)/药命俱乐部(台)/达拉斯顾客俱乐部/药丸俱乐部(豆友译名)
获奖情况：

第86届奥斯卡金像奖(2014)：最佳影片(提名)，最佳男主角马修·麦康纳，最佳男配角杰瑞德·莱托，最佳原创剧本(提名)克莱格·鲍登/梅丽莎·沃雷克，最佳剪辑(提名)让-马克·瓦雷/马丁·彭萨，最佳化妆与发型设计阿德鲁伊萨·李/罗宾·马修斯

第71届金球奖电影类(2014)：剧情片最佳男主角马修·麦康纳，最佳男配角杰瑞德·莱托

第8届罗马电影节(2013)：最佳影片(提名)，最佳男演员马修·麦康纳

第 23 届 MTV 电影奖(2014)：最佳男演员(提名)马修・麦康纳，最佳银幕搭档(提名)杰瑞德・莱托/马修・麦康纳

第 20 届美国演员工会奖电影奖(2014)：最佳男主角马修・麦康纳，最佳男配角杰瑞德・莱托，最佳群戏(提名)

第 66 届美国编剧工会奖电影奖(2014)：最佳原创剧本(提名)克莱格・鲍登/梅丽莎・沃雷克

第 25 届美国制片人工会奖(2014)：最佳电影制片人奖(提名)罗比・布伦纳/瑞秋・温特

第 16 届美国服装设计工会奖(2014)：最佳服装设计(提名)库尔特和巴尔特

第 79 届纽约影评人协会奖(2013)：最佳男配角杰瑞德・莱托

第 85 届美国国家评论协会奖(2014)：十佳独立电影

第 19 届美国评论家选择电影奖(2014)：最佳影片(提名)，最佳男主角马修・麦康纳，最佳男配角杰瑞德・莱托

第 29 届美国独立精神奖(2014)：最佳男主角马修・麦康纳，最佳男配角杰瑞德・莱托

第 23 届哥谭独立电影奖(2013)：最佳男演员马修・麦康纳

第 18 届金卫星奖电影类(2014)：剧情片最佳男主角马修・麦康纳，最佳男配角杰瑞德・莱托

第 17 届好莱坞电影奖(2013)：年度男主角马修・麦康纳，年度突破演员杰瑞德・莱托

第 48 届美国国家影评人协会奖(2014)：最佳男配角(提名)杰瑞德・莱托

第 12 届华盛顿影评人协会奖(2013)：最佳男主角(提名)马修・麦康纳，最佳男配角杰瑞德・莱托

第 34 届伦敦影评人协会奖(2014)：年度男配角(提名)杰瑞德・莱托

第 34 届波士顿影评人协会奖(2013)：最佳男配角(提名)杰瑞德・莱托

第 39 届洛杉矶影评人协会奖(2013)：最佳男配角杰瑞德・莱托

第 18 届圣地亚哥影评人协会奖(2013)：最佳男主角(提名)马修・麦康纳，最佳男配角杰瑞德・莱托

第 26 届芝加哥影评人协会奖(2013)：最佳男配角杰瑞德・莱托

第 14 届温哥华影评人协会奖(2014)：最佳男主角(提名)马修・麦康纳，最佳男配角杰瑞德・莱托

第 13 届凤凰城影评人协会奖(2013)：最佳男主角马修·麦康纳，最佳男配角杰瑞德·莱托，十佳影片

第 7 届底特律影评人协会奖(2013)：最佳男主角马修·麦康纳，最佳男配角杰瑞德·莱托

第 22 届东南影评人协会奖(2013)：最佳男主角(提名)马修·麦康纳，最佳男配角杰瑞德·莱托，十大佳片

第 17 届美国在线影评人协会奖(2013)：最佳男配角(提名)杰瑞德·莱托

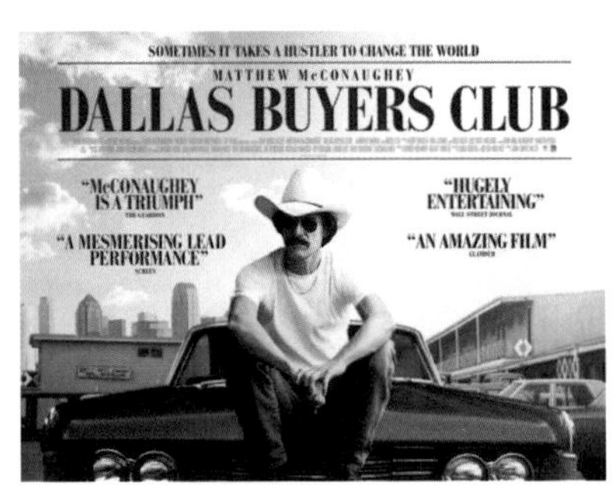

《达拉斯买家俱乐部》电影海报

电影《达拉斯买家俱乐部》是导演让-马克·瓦雷 2013 年执导的一部美国电影。影片讲述了：20 世纪 80 年代中期的美国，艾滋病在男同性恋群体中暴发。由于官方没有更好的抗病毒药物，不想等死的艾滋病患者罗恩只能自己寻找抗艾治疗方法。经过重重波折，罗恩不光自己找到了缓解病程的治疗方法，而且通过“买家俱乐部”的方式帮助其他患者延长了生命。最终，罗恩在 1992 年去世，距离医生预言他只能存活 30 天的期限已经过去了 2557 天。

《达拉斯买家俱乐部》根据真人真事改编，片中主人公罗恩确有其人，故事情节基于达拉斯当地报纸的报道创作而成。为了贴近罗恩这个艾滋病患者的形象，演员马修·麦康纳疯狂减重 50 磅(约 23 千克)，活脱脱从一个肌肉型男瘦成了皮包骨头，由于几位主演在片中贡献出的殿堂级表演，该片荣获了第 86 届奥斯卡金像奖、第 71 届金球奖最佳男主角、最佳男配角等 29 项大奖或提名。

目前该片豆瓣评分8.8分，共计469万人观看过。

《达拉斯买家俱乐部》开门见山，开映10分钟就曝出医生对罗恩的“宣判”：艾滋病终末期，存活时间不超过30天。从此影片进入一种倒计时状态，此后观众的观影体验就像是观看一部密室逃脱的真人秀：艾滋病就像一个充满危险的密闭空间，而且随着病情的发展，这个空间的危险性会越来越大；出口的钥匙就是找到控制病情的办法，而且由于尚无成熟的治疗方法，寻找过程中可能会出现各种不可预知的情况；任务时间是30天，30天后如果还没有找到解决的办法，罗恩就有可能死于各种机会性感染。因此，对于普通人罗恩来说，他面临的几乎就是一项不可能完成的任务。罗恩应该何去何从？他能摸索出的一条抗艾之路吗？接下来，就让我们跟随罗恩的脚步，一起经历罗恩的探索之旅吧！

一、为什么是罗恩？

首先，我们需要了解罗恩是怎样患上艾滋病的，也就是人类免疫缺陷病毒（HIV）的发现史和传播途径。

HIV分为HIV-1和HIV-2两型。根据病毒基因结构、自然宿主、地理分布和传染途径分析，HIV是由动物传染人类，然后再在人类世界广泛流行的。在非洲，科学家发现白眉猴身上的SIVsm病毒不但具有与HIV-2相似的基因结构，地理分布上也与HIV-2流行区域一致。此外，当地人还有猎猴为食或养做宠物的习惯，因此推断HIV从动物到人类是通过人与白眉猴之间的密切接触传播的[1]。那么，HIV又是如何从非洲传到美国的呢？据克拉克所著《艾滋病ABC》一书介绍，20世纪60年代，由于海地杜凡利埃政府的残酷统治，人民被迫四处逃亡，有些人就逃到了非洲扎伊尔地区。20世纪70—80年代杜凡利埃政府被推翻，海地人民逐渐回国，有些人就将病毒带回了美国。与此同时，海地首都太子港因其开放的色情文化成为了同性恋者的天堂，很多美国同性恋者慕名而来,于是病毒又从海地被带回了美国[1]。1981 年,美国报道了首例艾滋病病例。由于男同性恋者性伴侣较多,同时性行为中缺乏必要的保护措施,因此 HIV 在男同性恋群体中迅速蔓延开来。此后随着异性性行为和注射吸毒传播,艾滋病又由美国很快传播到了欧洲、亚洲乃至全世界。

影片中,罗恩感染艾滋病的时间是 1985 年,当时正值艾滋病流行早期,主要感染人群为男同性恋者,因此在大多数人的观念中,只有男同性恋者才会感染这个疾病。罗恩是个地地道道的直男,他的世界里只有美女、美酒和斗牛,同样也无法接受自己会感染 HIV 的事实。直到他去图书馆查阅资料,发现同性和异性性行为都会传播 HIV,而且部分患者(约占 17%)通过静脉吸毒感染,这时他才想起自己曾和一个姑娘发生过性行为,而那个姑娘的手臂上全是吸毒后留下的针眼!

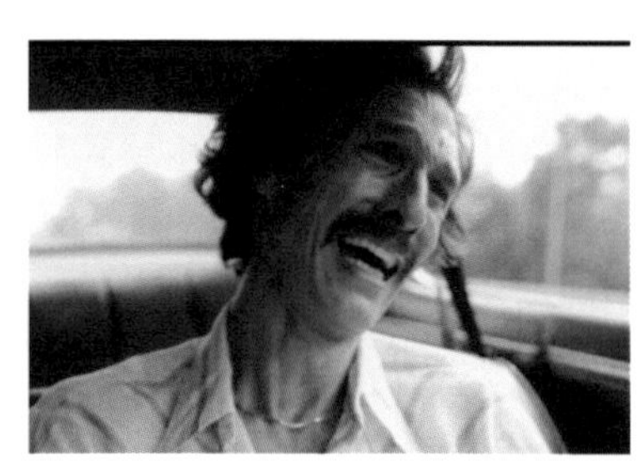

绝望的罗恩

悔恨交加的罗恩顿时堕入了绝望的深渊!由于他的 CD4 细胞下降到只有 9 个/微升,而正常人每微升血液有 500～1 500 个 CD4 细胞,此时极易发生各种机会性感染,因此医生预言他只剩下 30 天寿命。罗恩开始与时间赛跑,而死神早已在前方狞笑着掐表等候。

此时,游戏倒计时已经开始:时间只剩下 30 天!

二、求生通道一:医院

与大多数人一样,确诊后的罗恩首先想到去向医院求助。可惜当他带着从图书馆检索到的资料,满怀希望地咨询医生时,得到的却都是令人失望的回答,以下节选自罗恩和医生的对话。

罗恩：你有 AZT(齐多夫定，一种防治艾滋病的药物)吗？我听说 Avonex 公司正在医院做药物试验，我想买一些，一个月，一个星期，多久都行，我有钱。

医生：很抱歉，这不是钱的问题。我们正在进行随机双盲临床试验，一部分人会吃 AZT，一部分人吃到的是安慰剂，就连医生也无权知道哪些包装是 AZT。我们帮不了你。

罗恩：你们给快死的人吃糖丸？

医生：只有这样比对才能知道药效。

罗恩：那这些国外的药呢？德国的硫酸葡聚糖、法国的 DDC 和以色列的 AL721？

医生：这些药全都没有获得美国 FDA 批准，我们无法提供。

1983 年，医学界发现艾滋病病原体为 HIV 之后，世界各国争相开展艾滋病发病机制和治疗方法的探索和研究。罗恩问到的就是其中几种抗病毒药物。不过介绍这些药物之前，我们先要了解 HIV 是如何感染人体细胞的，这对理解药物如何发挥治疗作用至关重要。

病毒接触人体细胞后，首先要与目标细胞结合，这一阶段称为“吸附”，也是病毒进入细胞的关键。实验室数据表明，硫酸葡聚糖等硫酸多糖体可以阻止病毒吸附细胞的过程，从而呈现出强烈的抗病毒活性。然而美国曾经进行过硫酸葡聚糖的临床试验，结果却出人意料：硫酸葡聚糖并无显著的临床疗效![2]究其原因可能与硫酸葡聚糖的口服吸收性不好以及静脉注射容易在血液中分解有关。另外，该物质含有抗血液凝固作用，不能用于有出血倾向的患者。因此，硫酸葡聚糖并未在美国获得 FDA 批准。同样是关于吸附，罗恩提及的另外一种药物 AL721，是以色列 Weizmann 科学研究所研制出来的一种脂类化合物。该化合物由中性甘油酯

(70%)、磷脂酸胆碱(20%)和磷脂酞乙醇胺(10%)组成,实验室结果表明 AL721 能够从病毒外壳的糖脂部分提取胆固醇,破坏病毒结构,从而使病毒不能吸附到人体淋巴细胞表面,当然自然也无法进入细胞进行复制[3]。然而,该结论仅限实验室研究,并无充足的临床试验证据,因此也不适合向艾滋病患者推荐使用。

进入细胞后,HIV 通过自身的反转录酶作用将 RNA 转化成 DNA,然后在细胞核内进行复制。AZT 和 DDC(扎西他滨)能够特异性地作用于 HIV 的反转录酶,通过干扰病毒 RNA 反转录成 DNA 的过程,抑制病毒在细胞内的复制,因此也被称作"核苷类反转录酶抑制剂"。其中,AZT 于 1964 年被 Horwitz 等报告具有抗肿瘤作用,但因不良反应较大而未被广泛应用。1985 年 Mistuya 等报道 AZT 对 HIV 的复制有明显抑制作用[4],由于当时艾滋病病例呈暴发式增长,美国 FDA 特批 AZT 投入临床试验以观察其在人体的治疗效果,于是出现了影片中罗恩到医院买药的一幕。经过 2 年的临床试验,1987 年 3 月,FDA 在客观需求的催促下批准了 AZT 使用于临床[5],然而临床实践却发现,单独使用 AZT 虽然能够延长寿命和改善症状,但长期使用会产生骨髓抑制、胰腺炎和神经症状等较大的不良反应,此外还会出现耐药性、疗效降低等问题。因此,AZT 后来多与其他药物联用,小剂量 AZT 最后成为了艾滋病经典的"鸡尾酒疗法"组成成分之一。

另外一种核苷类反转录酶抑制剂 DDC 也在这部影片中反复出现,并被强调是比 AZT 毒性更低的抗病毒药物。事实果真如此吗?实验室及临床试验研究表明,DDC 虽然具有较强降低 HIV 抗原水平的作用,能够改善临床症状,提高 CD4 细胞水平,但也有几个严重的缺点:当药物蓄积到一定程度时会对末梢神经产生明显毒性以及影响胰腺功能等。因此,1992 年 4 月 DDC 虽被 FDA 批准作为一种新型抗 HIV 药物上市,但仍强调需与 AZT 联用。可见 DDC 也并非像影片中描述的那样完全"低毒",临床应用中仍需与其他抗病毒药物合用从而达到减少不良反应以及提高疗效的目的。

总之，对于身处1985年的罗恩来说，硫酸葡聚糖和AL721临床应用证据不足，AZT和DDC临床试验尚未完成，抗病毒药物无论是药效还是治疗剂量都还处于一种探索阶段，因此FDA不批准使用，客观来说无可厚非。作为政府主导的公立医疗机构，医院也只能为患者提供极其有限的帮助，比如为红细胞极低者输血，为严重疼痛者注射吗啡止痛等，不过这些对症治疗对于延长患者的生命作用甚微。

因此，罗恩寻找的第一条求生通道——医院，以失败告终。

三、求生通道二：私人诊所

罗恩虽然没能从医院买到AZT，但他却悄悄地通过医院清洁工“偷”到了几瓶AZT，可惜好景不长，失窃事件之后医院加强管理，清洁工也没法帮他偷药了。幸好清洁工又给了他一个私人诊所的地址，叫他去墨西哥求助一位名叫“维斯”的医生。

此时距离医生的预言已经过去了29天。

走投无路的罗恩按照地址来到一个“脏乱差”的小诊所，里面躺着各种肤色、各种症状的艾滋病患者，而主治医生维斯居然是一个3年前被吊销执照的“江湖郎中”！罗恩抱着死马当活马医的心态开始在这里接受治疗。没想到3个月后他不但没有去见上帝，反而能够和维斯面对面聊天了。罗恩很感兴趣维斯给他用了什么药，维斯告诉他：最初给他服用的是维生素、锌、芦荟油和必需脂肪酸，主要用来增强免疫力，后来加用DDC和多肽T，用于抗病毒治疗。

看到这里，我们突然对这位江湖郎中肃然起敬了。看得出，维斯虽然外表不修边幅，但内在却是一位潜心研究的临床医学专家。艾滋病有几个主要特征：一是通过人类免疫缺陷病毒传染，二是通

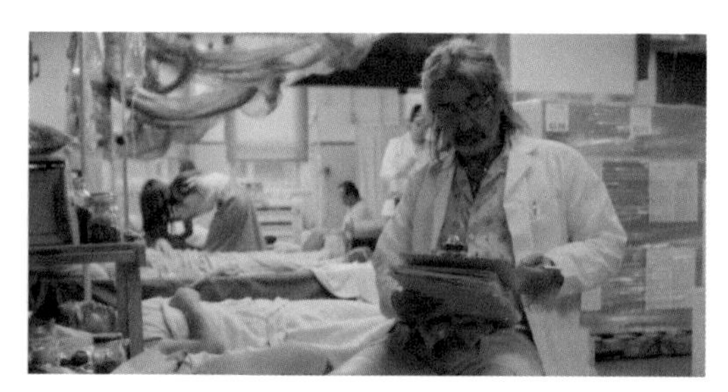

维斯的私人诊所

过反转录酶复制病毒，三是感染者免疫系统（主要是细胞免疫）失效，四是感染者抗氧化体系功能降低，最终导致艾滋病患者因机会性感染和肿瘤而死亡。

正如我们前面介绍的，反转录酶抑制剂（如 AZT、DDC）主要抑制 HIV 反转录过程，这种治疗策略着眼于艾滋病的第二个特征，也是当时医药公司和医疗机构如火如荼开展研究的领域。而维斯治疗的切入点在艾滋病的第三和第四个特征，即首先增强患者的免疫和抗氧化功能，然后再进行抗病毒治疗。这是因为艾滋病患者的机体已经脆弱不堪，如果直接使用抗病毒治疗无异于“疲马加鞭”，其结果通常是病毒和身体一起摧毁。只有先通过支持治疗，让机体免疫系统有所恢复，具备一定“抗击打”能力以后，再运用抗病毒药物“重拳出击”，才能收到较好的治疗效果。这部电影让我们惊喜地发现，原来看似平常的维生素、微量元素、脂肪酸、芦荟油居然也有如此神奇的疗效，真是叫人大开眼界！

艾滋病是消耗类疾病，艾滋病患者比健康人静息时消耗的能量要多 10%，因此极易出现蛋白质-能量营养不良。这也是片中罗恩等艾滋病患者个个“骨瘦如柴”的原因。因此，维斯给罗恩补充蛋白质和脂肪酸，尤其是人体必需脂肪酸，其目的是增加能量支持，改善营养状况，从而可能提高患者的外周血淋巴细胞计数。

艾滋病患者普遍缺乏维生素 A、D，补充维生素虽然不会改变患者的淋巴细胞计数或病毒载量,但有利于保持其骨骼健康,降低合并症(如结核病、肝纤维化、冠状动脉钙化等)的发生风险[6]。

锌是人体必需的微量元素,与300多种酶的组成和功能有关,具有多种生理生化功能。锌离子能够阻断HIV蛋白裂解酶的活化,而该蛋白酶是病毒复制过程中的必需酶,因此锌具有抑制HIV复制的作用。锌缺乏可能损伤细胞的免疫能力、增加病毒负载及加速细胞凋亡[7]。适当补锌能够增强人体免疫系统功能,其抗氧化作用可以降低艾滋病患者机体的氧化应激水平。

由于这部影片特别提及了芦荟油的功效,为此我们专门查阅了相关文献,结果发现芦荟油中的芦荟大黄素确实具有抑制HIV的作用。此外,芦荟提取物的另一个重要成分芦荟多糖亦可抑制HIV的活性,包括抑制病毒反转录酶、蛋白酶,以及干扰病毒进入细胞等,目前,芦荟乙酰化甘露聚糖已被美国FDA批准成为治疗艾滋病的辅助药物[8]。

至于多肽T,实质是一种8肽的蛋白质。艾滋病患者常会出现头痛、记忆力丧失等神经精神症状,美国国立精神卫生研究所Peter等人研究后发现,主要原因与HIV能与小脑及基底神经节上的T4受体结合有关。[9]于是他们合成了一种与HIV结构类似的8肽的氨基酸序列,即:丙氨酸、丝氨酸、苏氨酸、苏氨酸、苏氨酸、门冬氨酸、酪氨酸和苏氨酸。由于这种多肽富含苏氛酸(threonine),因此称为“多肽T”。体外试验证实,多肽T能与T4受体结合,与病毒竞争性占领结合位点,从而起到阻断HIV入侵免疫细胞的作用,但临床试验未见相关充足的数据。

总之,经过3个月的免疫增强和抗病毒治疗,罗恩的病情奇迹般的得到了控制。此时距离医生的预言已经超出了整整90天!除了精神状态有所好转,罗恩的T细胞数量也在呈现上升的趋势。罗恩成功了!他借助第二条求生通道终于从“密室”中逃脱了出来!

BINGO!

四、本片与《我不是药神》的区别

很多人拿电影《达拉斯买家俱乐部》与《我不是药神》进行对比，认为两者具有异曲同工之妙，其实不然。《我不是药神》讲述了瑞士诺华公司的抗癌药物格列卫，因在中国有专利保护而无法仿制，药价太高导致平民无法消费，最终催生一个“带药英雄”，将印度的仿制药带回到国内以平民价格销售的故事。说到底，其实是“穷病”的问题。而《达拉斯买家俱乐部》不一样。这部影片探讨的核心是“维权”，即：如何在危及生命的情况下，使用 FDA 尚未批准的药物捍卫自己生存的权利。两者之间存在本质性的区别。

20 世纪 80 年代中期到 90 年代初期，由于缺乏艾滋病特效药治疗，美国 96%的艾滋病患者存活时间不超过 6 个月，于是一场特殊的以艾滋病患者集体寻医问药为核心的民间抗争在美国暴发，也就是 medical activism 民间维权运动。电影《达拉斯买家俱乐部》正是基于这样的时代背景下应运而生。虽然当时政府和医疗机构也在积极寻求有效的治疗方法，但总体来说效率较低，其解决问题的迫切性远不及患者本身。唯一获得 FDA 批准的 AZT 每年也要花费 1 万美元，如此之高的治疗费用也不是每个患者都能支付得起的。因此，罗恩从自己的抗艾经历中发现了商机，成立了“达拉斯买家俱乐部”，会员每月只需交纳 400 美元会费，就能获得任何他所需要的维生素、脂肪酸、微量元素以及抗病毒药物。当然部分药品并没有获得 FDA 批准，罗恩需要定期从墨西哥等地非法采购，或者从日本等地合法采购后再非法带回美国，因此，罗恩的行为受到了 FDA 的限制和禁止。

事实上，罗恩的“民间配方”并非严格意义上的医生处方，他只是提供各种药品或营养品，提供患者“自己医治自己”的机会。虽然有人服用后有效，有人无效，谁也无法完全了解其疗效和不良反

欢迎来到达拉斯买家俱乐部
Welcome to the Dallas Buyers Club.

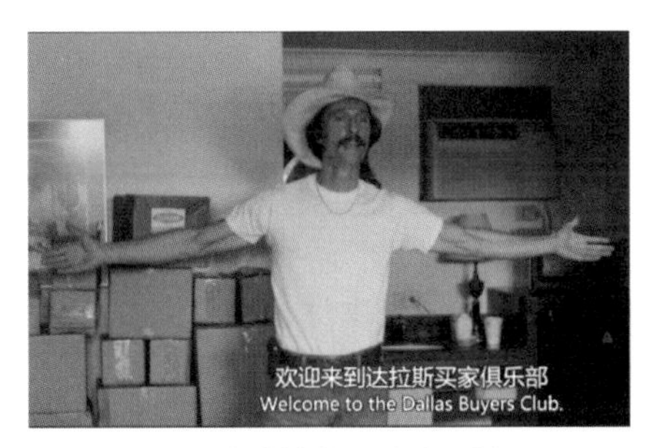

罗恩的达拉斯买家俱乐部

应,但这并不妨碍俱乐部的发展。因为即使在正规医院也不能完全确保疗效,罗恩至少给了艾滋病患者更多的选择,尤其是当他的民间配方确实比某些医院的正规治疗更管用时,这种选择就显得更加难能可贵。

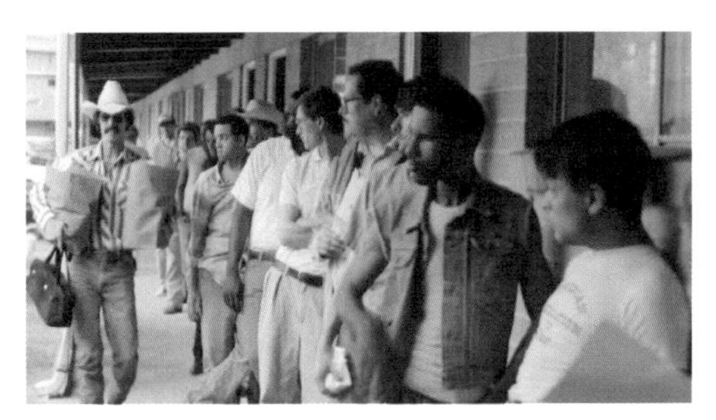

罗恩的民间配方供不应求

那么,电影中多次提到"未经 FDA 批准的药物不能使用"。FDA 的批准到底有何作用,FDA 是在阻碍人民的健康还是为更多人的健康保驾护航呢?

FDA 是美国食品和药品监督管理局的简称,隶属于美国卫生与公众服务部,主要职能是对美国国内生产及进口的食品、药品、化妆品及膳食补充剂等进行监督管理,同时也负责执行某些公共健康法案。对于应用于人体的药品或器材,FDA 需要进行严格的审查，大约只有1%的产品能够通过审查。生产厂商需要提供来自临床试验的科学依据，证明其对患者健康的益处超过了可能存在的风险，才能被FDA批准使用。例如罗恩在图书馆检索到的硫酸葡聚糖，由于临床试验并未显示其显著的临床疗效，未获FDA批准使用。又如著名的“反应停”事件。1957年该药在德国上市后迅速投放到欧洲市场，不到一年就风靡全世界，除了美国。因为美国FDA官员在审查资料时认为，“反应停”由动物实验获得的药理活性与人体试验结果差异较大，需要进一步补充临床试验数据。尽管制药公司始终坚持药物安全有效，但就在FDA和制药公司拉锯战的这段时间，1961年前后，欧洲和加拿大相继出现了8 000多名畸形婴儿，医生回溯病史后发现婴儿母亲无一例外都曾服用过“反应停”。就这样，类似的悲剧没有在美国发生，该事件也让FDA成为了人民心中健康的“守护神”。因此，尽管美国国内时时会出现一些反对的声音，反对FDA的严苛阻止了医学的创新和进步，但总体来说，FDA的信誉和专业水准仍然深得民众的信赖。

客观来说，美国健康管理部门看似没能以更加积极的方式提供更为有效的解决方案，但总体并无太大的过失，毕竟严格的审查程序往往会以牺牲效率为前提，FDA不会因为少数人群而轻易做出程序的改变。那么，罗恩将FDA告上法庭的意义何在呢？

如果一开始罗恩只是为了自救，随着对于艾滋病群体的理解和接纳，罗恩后来状告FDA就是为了代表其他艾滋病患者发声了。因为并不是每个患者都会像他一样幸运，能够碰到维斯，及时得到有效的治疗。如果不为他们争取，很多人的结果几乎就是坐以待毙。这就像罗恩自己从密室逃脱后，并没有选择一走了之，而且帮助其他幽闭在密室里的伙伴，一起寻找能够打开门锁的钥匙。最终，法院驳回了罗恩的上诉，但FDA允许罗恩购买多肽T供个人使用。这个结果虽然算不上胜利，但至少说明美国健康管理部门也赞成“为了生存，人人都有选择治疗方法的权力”。法律虽然并未完全赋予罗恩正义，但罗恩在艾滋病患者的心中，已经从一名放荡不羁的牛仔蜕变成了一位为艾滋病群体争取权益的斗士。

罗恩去世于1992年9月，而DDC被FDA批准上市的时间是1992年4月，罗恩终于在有生之年吃到了合法的DDC。4年后，经典的艾滋病“鸡尾酒”疗法诞生，AZT的使用剂量进一步被调整，从1 200～1 500 mg/d单独使用降低到600 mg/d联合用药。这些治疗上的突破，一方面得益于科学研究的发展，另一方面也是艾滋病患者积极推动的结果。如今，艾滋病这种曾经的绝症已经发展成为一种可以有效控制的慢性病，罗恩们的贡献不能忽视。

如果生命只剩30天，如何才能活得有价值?

罗恩的选择是：破茧成蝶。

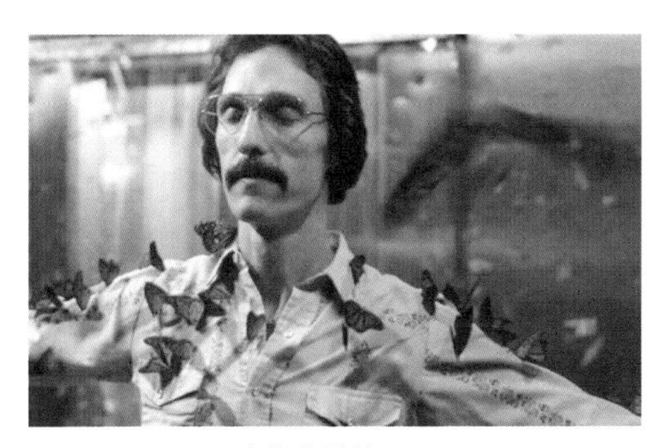

破茧成蝶的罗恩

参考文献

[1] 王景山，姜日花. 艾滋病的历史与现状[J]. 中国社区医师，2002(23)：10-11.

[2] 马培奇. 艾滋病药物研究开发的现状与展望[J]. 上海医药情报研究，1994(04)：1-2.

[3] 育勤. 致免疫脂质AL721的广泛应用[J]. 国外医学情报，1986(19)：336-337.

[4] 周秋丽.抗艾滋病毒药物研究的进展[J].中国药理学通报,1991(06):416-420.
[5] 吴伯平.正式批准用于临床的抗艾滋病药物——AZT,ddI,ddC,d4T,3TC[J].中国性病艾滋病防治,1996(01):35-38.
[6] 艾滋病病人营养指导专家共识[J].营养学报,2019,41(03):209-215.
[7] 李立军,袁立华,侯娟.锌缺乏与艾滋病[J].国外医学(医学地理分册),2005(02):64-65+98.
[8] 张业强,孙振红.芦荟提取物抗病毒作用的研究进展[J].中国中西医结合影像学杂志,2019,17(04):432-435.
[9] 育巍.血管肠肽与艾滋病[J].国外医学情报,1988(11):199.

茜茜公主的结核病
——电影《茜茜公主》带你一起走近结核病

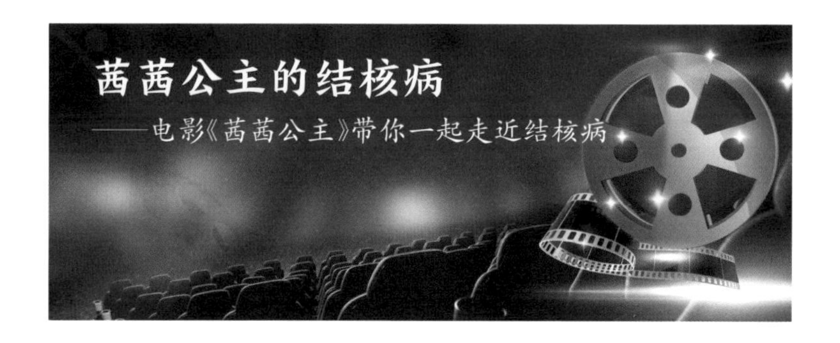

电影背景

《茜茜公主》系列影片包括《茜茜公主》《年轻的皇后》和《皇后的命运》三部曲。本文介绍的是第三部——《皇后的命运》。

中 文 名：茜茜公主　英 文 名：Sissi

导　　演：恩斯特·马里施卡

编　　剧：恩斯特·马里施卡

主　　演：罗密·施奈德/卡尔海因茨·伯姆/玛格达·施奈德/乌塔·弗朗茨/古斯塔夫·克努特

制片国家/地区：奥地利

上映日期：《茜茜公主》1955-12-22(西德)、《年轻的皇后》1956-12-19、《皇后的命运》1957-12-19(西德)

获奖情况：

第10届戛纳电影节(1957)：金棕榈奖(提名)

电影《茜茜公主》是导演恩斯特·马里施卡1955—1957年间执导的爱情三部曲，影片讲述了活泼可爱的茜茜公主和年青有为的弗兰茨皇帝相知相爱相伴的浪漫故事。电影根据奥地利皇后伊丽莎白女公爵（也叫茜茜）的原型改编，历史上这位“茜茜”确有其人。

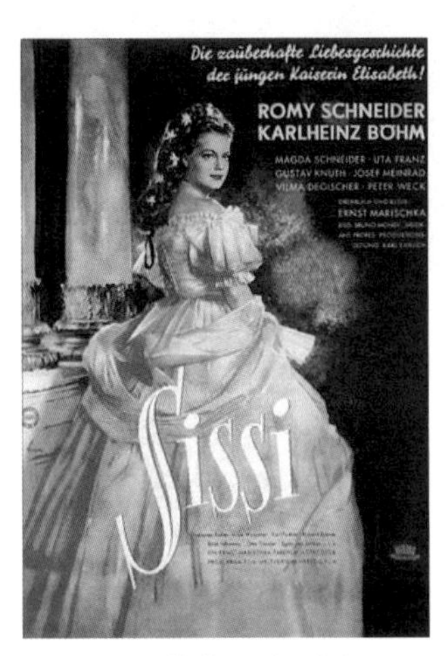

电影《茜茜公主》海报

茜茜，全名伊丽莎白·亚美莉·欧根妮，1837年出生于巴伐利亚的一个王室家族。儿时的茜茜生长在一个无拘无束的自由环境，16岁那年嫁给奥地利皇帝弗兰茨后，茜茜的人生逐渐被墨守成规的宫廷生活所改变。由于存在子女养育等问题的分歧，茜茜与她的婆婆苏菲太后之间产生了巨大的矛盾，自己的健康状况也每况愈下，为此她经常前往生活更为自由的匈牙利，并于1867年促成了奥匈帝国的诞生，成为了奥匈帝国的皇后。1889年茜茜的独子鲁道夫自杀后，茜茜遭受到了沉重的打击，此后茜茜离开了皇宫，开始在没有家人陪伴的情况下四处旅行。1898年茜茜在瑞士日内瓦被意大利无政府主义者路易吉·卢切尼暗杀，享年61岁。

电影《茜茜公主》中有一个情节：茜茜患上了严重的肺结核病，苏菲太后怕她传染给公主和皇帝，将她送往遥远的玛戈拉岛疗养。远离宫廷生活的茜茜尽情感受来自大自然的抚慰，明媚的阳光、温柔的海风、细软的沙滩，还有母亲精心的照顾，最终茜茜的身体逐渐康复，再次与丈夫和女儿团聚。

这个情节可能会让观众产生一些疑问。贵为皇后的茜茜怎么会染上结核病？结核病有哪些表现？200年前的疗养院真的可以治病吗？当时的治疗与现在有哪些不同？今天就让我们跟随电影情节一起了解结核病吧！

一、关于结核病

结核病是由结核分枝杆菌引起的慢性感染性疾病，可累及全身多个脏器，包括淋巴结核、骨关节结核、消化系统结核、泌尿生殖系统结核、中枢神经系统结核等，其中以肺结核最为常见，占各器官结核病总数的80%～90%，是最主要的结核病类型[1]。

结核病距今已有数千年历史，是最古老的传染病之一。新石器时代人类的骨化石以及埃及木乃伊身上都曾发现过骨结核的遗迹。我国最早的医书《黄帝内经·素问》也有类似肺结核病的记载："大骨枯槁，大肉陷下。胸中气满，喘息不便，内痛引颈项，身热，脱肉破䐃"。"结核病"的命名来自西方医学。西方科学家尸检时发现，患者肺部有一个个坚实的团块，摸上去好像植物的根茎，于是将其称之为 tuberculous(结节)，"结核病"也因此得名。不过在我国，结核病最早被叫做"传剩"，宋朝以后统称为"痨病"，到了近代由于大部分病症表现在肺部，又被称为"肺痨"，直到后来西医传入我国后才被改称为"结核病"。

结核病虽然是一种古老的疾病，但真正进入公众视野却是在近200年时间。在此期间，不少名人死于肺结核。国外我们熟知的波兰钢琴作曲家肖邦、俄国著名小说家契诃夫、美国作家梭罗，以及国内如雷贯耳的大文豪鲁迅、现代作家郁达夫、中国第一位女性建筑学家林徽因等，都是因为结核病英年早逝。本片主人公茜茜也是一位患上肺结核的公众人物。正是这些名人的患病引起了全世界对于结核病的高度重视，并推动了结核病的病因、治疗和预防等各个方面的研究和探索。

二、茜茜为何会得肺结核？

要想回答这个问题，我们首先需要了解一下肺结核的传播途径。肺结核的主要传染源为开放性肺结核患者排出的病菌，而空气传播是最主要的传播途径。患者咳嗽排出的飞沫中包含致病菌——结核分枝杆菌，一旦飞沫被吸入后就会引起感染。影响机体对于结核分枝杆菌自然抵抗力的因素，除遗传因素外，还包括生活贫困、居住拥挤和营养不良等社会因素。细胞免疫系统不完善和免疫力低下的人群，都是结核病好发人群，比如艾滋病患者。

影片中，茜茜自述，“自从在匈牙利骑马之后，她就感觉浑身不舒服了”，此后逐渐出现发热、乏力、胸痛和咳嗽等症状。让我们回忆一下茜茜的那次骑马之旅，她去过哪些地方，接触过哪些人，一起寻找茜茜可能感染的原因吧。首先她和安德森伯爵在林中散步，碰到了一个吉卜赛女人和一群孩子，吉卜赛女人吻了茜茜的手并给她看了手相，预测她会再生 2 个孩子，然后他们走到了一群吉卜赛人聚居的地方，一大堆肮脏、拥挤、混乱的帐篷中间，一个丈夫正在殴打妻子，其余的人则在一旁哈哈大笑。茜茜冲上去和丈夫理论，结果却被妻子泼了一身冷水。最后茜茜不得不穿着湿漉漉的衣服离开，不久后她就病倒了。

影片中茜茜生活的那段时间正值 19 世纪欧洲结核病流行时期。随着蒸汽机和电动机的发明，欧洲工业迅速发展，人群生活密集聚居，结核病呈现暴发性流行，当时欧洲某些国家结核病死率高达(500～1 000)/10 万，结核病又被称为“白色瘟疫”[2]。在这样的

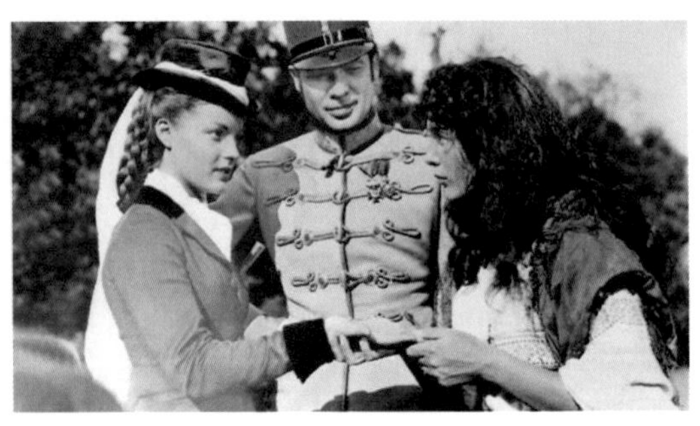

吉卜赛女人给茜茜看手相

时代背景下，四处流浪的吉卜赛人很有可能染上结核病，而他们群体聚居的生活方式又会加重传染病的扩散。因此，当吉卜赛女人给茜茜看手相、茜茜去和吉卜赛丈夫理论时，这些近距离的接触都为空气传播病菌提供了条件，茜茜很有可能在这个过程中通过吸入含有病菌的飞沫而被感染。

此外，茜茜患病与其自身也有一定关系。影片中茜茜身材苗条，曲线玲珑，所有见过她的人都惊艳于她的美貌。据说历史上的茜茜也是如此。身高 1.72 米的她，体重从来没有超过 50 千克，甚至连腰围也没超过 50 厘米。为了保持身材，茜茜在饮食上对自己极为苛刻：几乎从来不吃高脂的食物，每天的餐食都是蛋清混合盐的饮料，甚至喝生牛肉汁……虽然我们并不能从史料中求证上述传说的真实性，但透过茜茜的影视形象（特别是盈盈一握的腰身），我们不难判断她一定是一个极其自律的人。可是，每个硬币都有两面。自律当然有益于保持身材，但过分自律的结果很有可能导致营养不良，而这恰恰又是易感结核病的一项高危因素。

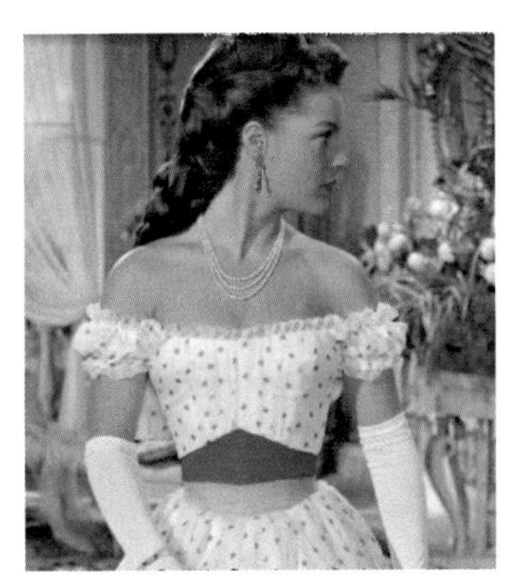

身材苗条的茜茜

不过，就算感染了结核病菌也不意味着一定就会发病。实际上大部分感染者都处于一种潜伏感染状态，即体内的病菌与机体的免疫基本持平，病菌虽未对人体造成较大伤害但人体也无法将其完全消灭，体内的病菌仍然具有活性；只有一小部分（大约 10%）感染者会发病，而这些发病者主要是有各种基础疾病以及未接种疫苗等免疫力较为低下的人群[3]。所以，假若当时茜茜的免疫功能正常，她很可能不会发病。偏偏那天她又被吉卜赛妻子泼了一身冷水，受凉了！很多疾病的诱因和受凉、感冒有关，比如大叶性肺炎，因此不能排除茜茜受凉后机体免疫力下降，结果给了病菌乘虚而入的机会。

总之，茜茜与吉卜赛人的面对面接触可能是传播途径，她自身的营养不良状态可能是易感因素，而吉卜赛妻子的那桶冷水则可能成为诱发茜茜发病的“最后一根稻草”！

三、茜茜的肺结核

关于肺结核，我们在各类影视作品早已对其有所了解，包括低热、盗汗、咳嗽、咳痰及咯血等。本片中茜茜的主要症状是乏力、咳嗽、胸痛，神经精神症状以及肺部呼吸音的改变。

提起“肺结核”，文学作品中最经典的形象莫过于林黛玉，每次剧烈咳嗽后都会在一方秀帕中吐出一口鲜血，苍白的面容，殷红的口唇，那种“我见犹怜”的模样真是达到了病态美学中的极致。事实上，19 世纪中叶，结核病在很多艺术家眼里都与罗曼蒂克联系在了一起。年纪轻轻就死于结核病的人被认为是具有浪漫气质的人，而一个女人躺在病榻咳个不停，不但不会让人觉得难看，还会增添一种病态的柔美气质。正如看到床上楚楚可怜的茜茜一样，弗兰茨不但没有嫌弃她，反而比之前更加爱怜这位生病的小妻子。

可是这位生性活泼的皇后并不喜欢自己病恹恹的样子。她的情绪一天比一天糟糕，忧虑自己为什么总没好转，害怕再也见不到女儿，担心太后会为皇帝重新挑选一个新皇后……不久后太医诊断茜茜得了抑郁症。有研究表明，结核病不但损害患者的身体健康，而且还会增加患者的心理疾病风险[4]。由于患者常常被贴上“不洁”“传染源”等标签，经常遭到排斥和孤立，容易出现抑郁、孤独、焦虑、恐惧等消极情感。超过 70％的结核病患者会合并精神类疾病，其中，女性、年龄较大、病耻感较高、对于结核病缺乏相关知识的人群属于高危群体。因此，这部电影也在提醒我们：在治疗结核病患者身体问题的时候，也要关注其精神健康，这是生物医学模式比较容易忽视的一个环节，值得引起我们的注意。

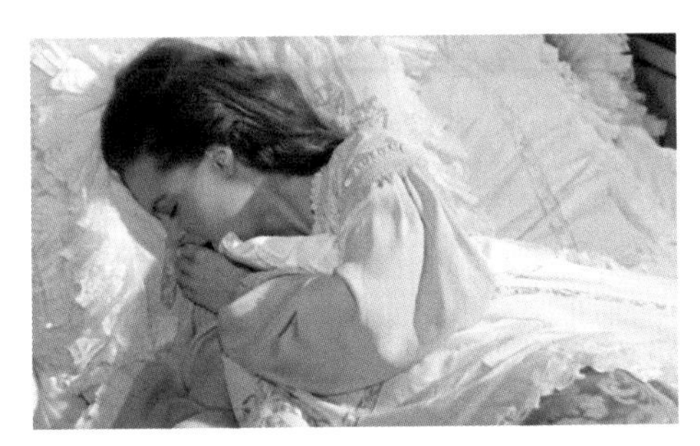

病榻上的茜茜

此外，本片还有一个情节也给我们带来了惊喜——茜茜的体格检查。太医先给茜茜进行了背部叩诊，从肩胛间区开始，沿着脊柱自上而下左右两侧对比，判断有无浊音。然后太医拿出一个一头大一头小的木制听筒，请茜茜配合深呼吸，进行肺部听诊，判断有无支气管呼吸音和湿啰音。通过以上情节，我们看到了 19 世纪中期的胸部体格检查方式：叩诊和听诊。

关于叩诊的发明有这样一个小故事。18 世纪中叶，一位名叫奥恩布路盖的维也纳医生在尸体解剖时发现：有些死者的胸腔里充满了液体，但在生前却并没有被发现。于是，他借鉴父亲经常用手指敲打酒桶，凭其发出的清、浊声估计桶内还有多少酒量的方法，发明了最早的叩诊方法，即用四只指头直接叩击人体胸部，根据发出的不同声音判断不同的胸部疾病。此后，法国医生高尔维沙尔对奥恩布路盖的叩诊法进行了改良，又发明了叩诊板和叩诊锤，并于 1761 年发表了题为《用叩诊人体胸廓发现胸腔内部疾病的新方法》的研究论文。1838 年，维也纳医生斯科达应用声学原理为“叩诊”找到了理论依据，并对上述两种叩诊法做了改进，即医生用自己的左手中指背部作为叩诊板，用右手中指进行叩诊，也就是影片中太医使用的叩诊方法，并一直沿用到现在。

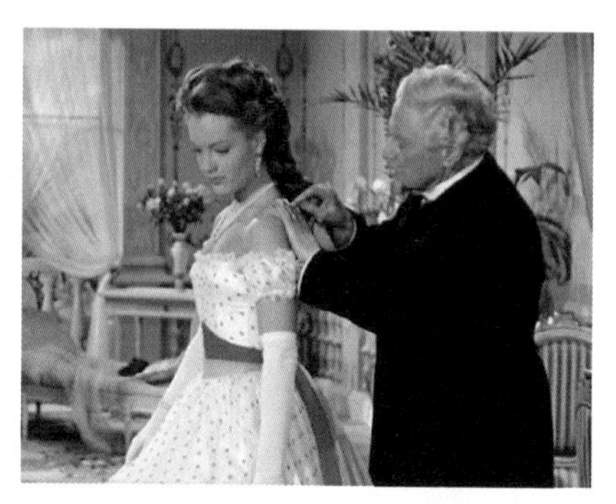

太医为茜茜进行背部叩诊

关于听诊器的发明也有一个小故事。听诊器发明之前医生主要用自己的耳朵贴近患者的胸部去听诊。1816 年,法国医生雷奈克遇到了一件尴尬事儿。一位年轻妇女前来就诊,由于过于肥胖,叩诊和触诊都毫无用处,但因为患者的年龄和性别,雷奈克又不宜直接在其胸前进行听诊。后来雷奈克从孩子们的游戏中得到启发,将一刀纸卷成筒状,将其置于患者心前区,结果听到了比直接听诊更加清楚的心音[5]。在此基础上,雷奈克发明了世界上第一台木制听诊器,也就是影片中太医拿在手中的那个木桶,大头一端用来放大声音,小头一端用来收音,这种木制听诊器一直用到 1850 年才被橡胶管制成的听诊器所替代。

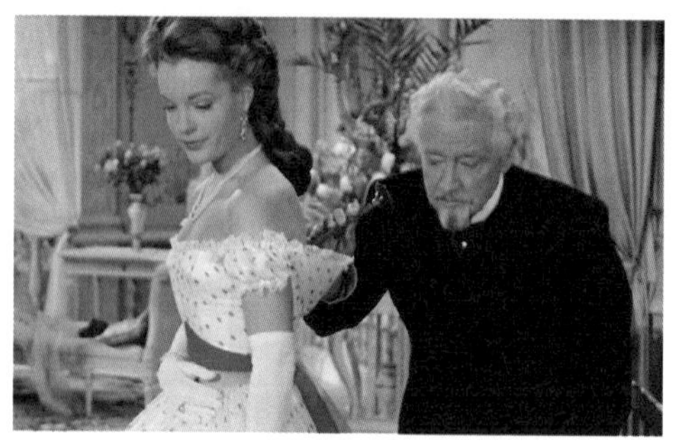

太医为茜茜进行背部听诊

四、茜茜的治疗方案

茜茜的病情一直不见好转，太医建议她尽快去玛戈拉岛疗养，否则极有可能活不过这个冬天。茜茜为什么要去海岛上治疗肺结核？晒太阳、吹海风真能治病吗？接下来，就让我们一起来了解19世纪风靡欧洲的疗养院疗法。

1853年，德国人布雷默在尸体解剖时发现：结核病人的心脏格外小，肌壁异常松弛，他认为脆弱的心脏导致血液循环减弱以致肺供血不足，从而导致了肺部的疾病。于是他设想：生活在海拔较高的地方，低气压有助于舒缓心肌的舒张运动，促进新陈代谢，就能治愈肺结核，并于1854年在德国西里西亚山区的哥尔博斯多创办了世界上第一个结核病疗养院[6]。不久后，布雷默的助手德特韦勒又对高山疗养进行了改良，他认为真正的良方在于充分的休息和新鲜的空气，而不是高山环境。于是德特韦勒在疗养院里搭建了很多亭子，结核病人无论刮风下雨都要在这些空气流通的亭子里躺卧数月。基于长达10年的临床观察，1886年，德特韦勒在《柳叶刀》(一本顶级医学期刊)上发表文章，声称疗养超过1个月的患者共计1022名，其中232名完全治愈，310名治愈。渐渐地，整个欧洲都接受了这样的观念：如果结核病人在风景优美的疗养院露天休养，呼吸新鲜的空气，有规律地生活，结核病就会逐渐治愈。事实上，这种观念符合人们对于结核病发病因素的认知。1882年德国科学家科赫发现结核分枝杆菌之前，人们一直认为结核病是由营养不良、水和空气不洁所致。因此，疗养院疗法成为了19世纪80年代至20世纪30年代结核病治疗控制的主要手段。

那么，疗养院疗法到底有没有作用呢？根据今天的医学角度，疗养院疗法至少有以下三个作用。

一是隔离。结核病通过开放性患者的飞沫传播。患者与家人密切接触，势必增加了病菌通过空气传播的危险。因此，茜茜患病后，苏菲太后不让小公主和茜茜接触，不让弗兰茨和茜茜拥抱接吻，虽然于“情”有些残忍，但于“理”却也无可厚非。毕竟阻断传染途径最有效的方法就是隔离。将茜茜送至玛戈拉岛疗养，不但减少了小公主和弗兰茨在有菌环境下的暴露，而且有益于整个奥地利皇宫的安全。

二是教育。除了隔离，疗养院还有一个很重要的功能，那就是教育。影片中我们可以看到，即使贵为奥地利的皇后，茜茜咳嗽时也从未用手帕捂住口鼻，可见当时无论是平民还是贵族，疾病预防的意识和知识都很缺乏。中国结核病院和疗养院创始人卢永春认为：“结核病患者和家人都要遵守良好的习惯，减少传染以及免受传染，而要知道如何遵守这些习惯，须到实地学习才行。学习的地方除了疗养院没有第二个更好的去处。”[7]的确，疾病预防知识需要学习，而学习的最佳方式莫过于现场“教学”。疗养院治疗期间，医生教育患者养成良好的卫生习惯，包括吃饭自备碗筷，餐具用后消毒，咳嗽时用手帕掩口，不随地吐痰等，这些习惯对于减少病菌传播、预防疾病扩散至关重要。因此，从传染病疾病预防的角度来看，疗养院疗法的健康教育理念有其科学、合理甚至是先进之处。

三是治疗。茜茜生性不爱束缚，离开皇宫后的她再次恢复了自由自在的生活，尤其是妈妈到达海岛以后，陪她一起逛街、爬山、旅游，让她的身体在自然环境中一天天好转起来。事实上，心理状态和疾病的转归确实有一定关联。人体自身存在心理-神经-免疫网络系统，良好的心理状况有益于神经介质或内分泌激素的释放，可以促进机体免疫功能的调节，对于疾病的发生发展起到了至关重要的作用。毫无疑问，茜茜在岛上的心情一定是轻松而又愉快的，再加新鲜的空气、明媚的阳光、美妙的风景，共同促成了帮助她恢复免疫功能的重要因素。另外，妈妈的爱也是帮助茜茜走出阴霾的重要原因。妈妈将她从病榻上拉起来，叫她不要总躺在床上，带她游山玩水，教她忘却疾病，让她在逐渐加量的运动中逐渐增强体质，可以说，没有妈妈的鼓励，茜茜很难独自从抑郁的阴影中摆脱出来。难怪人们常说“世界上最好的灵丹妙药就是母爱”！

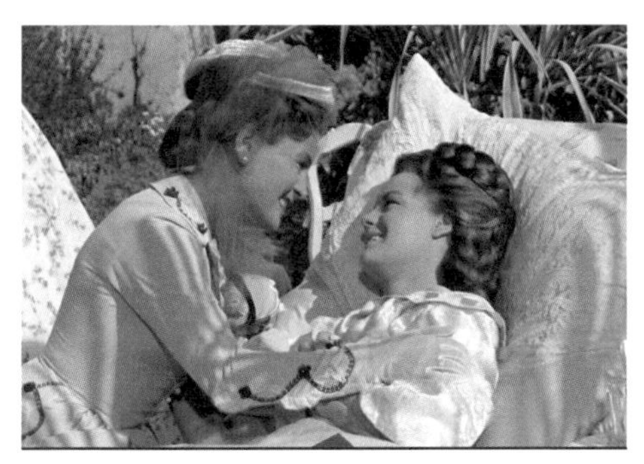

母爱才是灵丹妙药

总之，疗养院疗法在抗结核药物发明之前确实发挥了一定的积极作用。然而随着链霉素、对氨基水杨酸、异烟肼等抗结核药物的诞生，1955 年，WHO（世界卫生组织）在印度马德拉斯市的研究发现，结核病患者不住院治疗和住院治疗的效果无显著差异，于是结核病患者开始脱离疗养院治疗。化学治疗方案的成功使得全世界重新认识到“化学治疗才是控制结核病的最佳策略”，20 世纪 60 年代之后，曾经遍布全世界的结核病疗养院慢慢退出了历史的舞台。

电影给我们的启示

电影《茜茜公主》给我们带来了一段王子和公主的浪漫爱情故事。除了壮丽的风景、恢宏的音乐、奢华的宫廷生活，影片还为我们展示了结核病在 19 世纪欧洲宫廷流行的有关情况。

结核病是一种古老的疾病。1882 年德国科学家科赫发现结核分枝杆菌之前，人们一直认为结核病是由营养不良、水和空气不洁所致。因此才会有影片中茜茜染病后被送去海岛疗养的故事。尽管后来人类相继发现了结核分枝杆菌、链霉素、卡介苗，人类与结核病的斗争也在不断取得胜利，但世界卫生组织《2017年全球结核病报告》指出："目前虽然结核病患病人数不断下降，但全球结核病负担仍然很重，2016年全年新发病例1040万，167万人死于结核病，其中约有40%患者未获得诊断和治疗。"艾滋病与结核病共感染以及耐药结核病仍是目前威胁全球结核病防控的两大主要问题。

假若疾病可以拟人化，某些烈性传染病，比如埃博拉病毒，就像一个脾气暴躁的"愣小子"，虽然杀人手法残忍（患者七窍流血的死状惨不忍睹），但因为致死率太高（50%～90%），病毒传播的范围反而有限。而结核病具有长期潜伏、慢性发病、疾病表现千变万化等特点，更像是一个阴险狡诈的"老江湖"，藏在阴冷的斗篷后面，趁着黑夜的掩护杀人于无形。据统计，肺结核每年造成的死亡人数是170万，每年新发结核病的患者有1000万，而全球却有20亿人体内存在活着的结核分枝杆菌。因此，就传染性而言，结核病可谓当之无愧的传染病"老大"，其深谋远虑的疾病个性决定了结核病将与人类长期共存。

当然，人类在结核病的面前也不会轻易妥协。耐药结核病出现之后，人类也在积极寻找新的抗耐药结核病治疗策略。2015年11月，世界卫生组织推出了《WHO耐药结核病治疗指南（2016更新版）》，针对利福平耐药结核病和耐多药结核病提出了新的治疗方案。可以预见，今后人类与结核病还会各自放出大招，战斗（battle）还会一直继续。

那么，除此之外，我们还能做些什么？

每年3月24日，世界卫生组织将这天设为"世界防治结核病日"，希望更多人关注这个古老而又顽固的疾病。除了激励科学家们不断寻找新的发现，我们其实也能从自身开始为减少结核病的发生做一些事情，比如增强自身免疫力。结核病感染的发病机制中，细胞免疫对于疾病的发病、演变和转归起到决定性的影响。免疫功能正常的患者可以将病灶局限在肺部或其他单一器官，免疫功能较弱的患者则会造成播散性结核病或多脏器累及。因此，免疫系统就是大自然赐予我们最宝贵的"铠甲"。然而我们经常会忽略这一点，总是寄希望于抗结核菌药物的更新迭代，而不重视自身的免疫系统建设。那就让我们一起爱护这身铠甲吧！多运动，多沐浴阳光，多去大自然中寻找快乐，即使生病了也要保持积极乐观的心态，这样我们的免疫系统才能发挥更大的作用。

参考文献

[1] 李兰娟，任红. 传染病学[M]. 北京：人民卫生出版社，2018：212.

[2] 王健. 结核病的防治对策与瞻望[J]. 中国公共卫生，1985(03)：58-64.

[3] 曹颖，张湘燕，张翊玲. 结核疫苗的研究现状与进展[J]. 贵州医药，2020，44(08)：1205-1208.

[4] 杨琴. 结核病相关病耻感对患者抑郁症状的影响及其中介效应分析[D]. 武汉：华中科技大学，2019.

[5] 邵池. 听诊器的发明者和结核病[J]. 中华结核和呼吸杂志，2016，39(06)：426.

[6] 傅衍勇，张国钦. 结核病控制策略的演变和展望[J]. 结核病与肺部健康杂志，2017(04)：301-303.

[7] 何玲. 结核病疗养院的兴衰及其启示[J]. 医学与哲学(A)，2012，33(08)：66-68.

令人尊敬的失败者
——电影《挑战不可能》带你走进胚胎癌

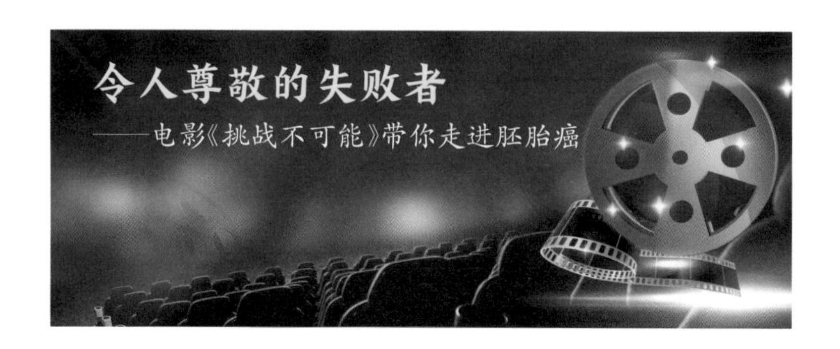

电影背景

中 文 名：挑战不可能　英 文 名：Brian's Song
导　　演：John Gray
编　　剧：Al Silverman/Allen Clare/Gale Sayers
主　　演：肖恩·马希尔/梅奇·费法/保拉·凯奥/本·戈扎那
制片国家/地区：美国
上映日期：2001－12－02

我们的身体就像一架精密运转的仪器，每个细节的阻滞或是疏漏，都会造成或大或小的瑕疵，甚至是致命的伤害。胚胎癌就是这样一种瑕疵，而且属于后果比较严重的那种。胚胎癌是一种什么病？它是怎么形成的？有哪些症状和表现？可以治愈吗？今天就让我们带着这些问题，跟随电影《挑战不可能》一起走近这种罕见的恶性肿瘤——胚胎癌。

《挑战不可能》是导演约翰·格雷2001年执导的一部美国电影，影片讲述了：布莱恩和盖尔共同效力于芝加哥小熊橄榄球队。

盖尔天赋超群但不善言辞，布莱恩勤奋努力但幽默搞怪，两人虽为室友，却是一对互相嫌弃的“冤家”。有一次盖尔膝盖受伤，布莱恩帮助他重返球场，从此两人变成了挚友。可惜在布莱恩职业生涯即将达到巅峰之时，胚胎癌却悄悄找上了他。为了心爱的橄榄球事业，布莱恩积极配合治疗，先后经历了3次手术和多次化疗，盖尔也始终不离不弃地陪伴在他身边。最终，布莱恩因治无效去世，但他乐观的精神、执着的信念以及战斗的勇气却永远留在了大家心中。

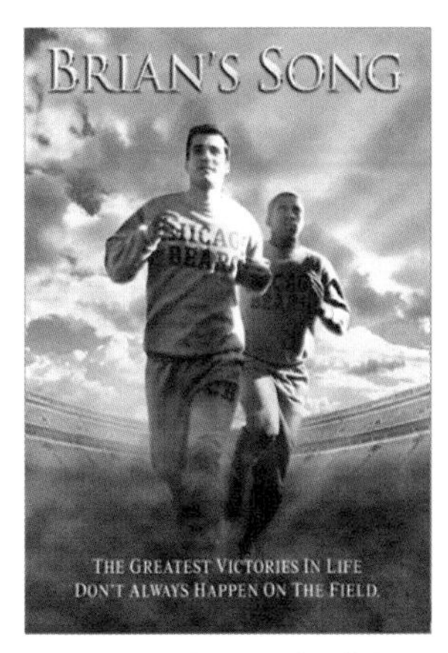

电影《挑战不可能》海报

电影《挑战不可能》根据真人事件改编。布莱恩去世后，一个以他名字命名的基金会就此成立，并专门致力于胚胎癌的医学研究。在布莱恩基金会的支持下，如今，身患这种罕见肿瘤的患者治愈率已达50%。

一、胚胎癌是一种什么病？

介绍胚胎癌之前，我们先来看一看布莱恩的基本情况。

布莱恩，男，26岁，持续咳嗽几月余，伴明显消瘦。布莱恩自述咳嗽是他的老毛病，从十几岁开始，每逢冬季就会咳上好一阵子，不过都没引起大碍。这个冬天他咳嗽加剧，有时比赛中途会因剧烈咳嗽不得不下场休息，而且喉咙像被堵住一样，呼吸不畅，队医曾给他服用抗生素和止咳药，效果都不明显。消瘦是最近出现的事情，虽然他已刻意增加进食量，但体重一直有减无增，一个冬天居然消瘦了10磅，同时伴随体能下降，跑步速度大不如以前，为此教练不允许他继续参加比赛，勒令他回芝加哥就诊，这让布莱恩非常沮丧。经过检查，医生诊断布莱恩患了“胚胎癌”。

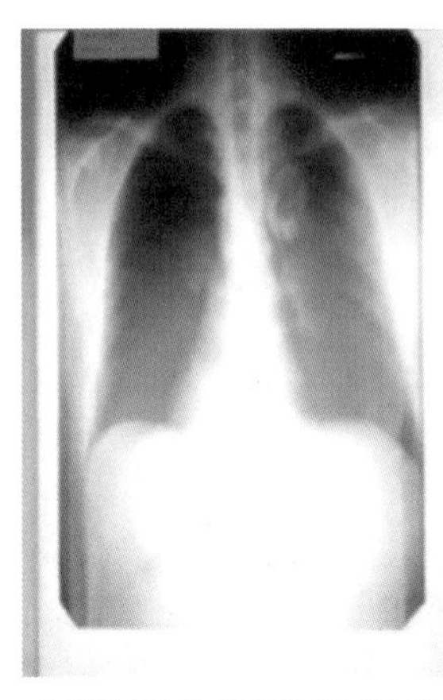
布莱恩的胸片提示胚胎癌

布莱恩的胚胎癌生长在纵隔，也就是心脏和两肺之间的那个区域，属于纵隔生殖细胞肿瘤的一种。生殖细胞肿瘤是起源于原始生殖细胞的一类肿瘤，90%以上发生在性腺、卵巢或睾丸，只有3%～4%生长在纵隔。纵隔生殖细胞肿瘤比较少见，在所有恶性肿瘤中所占比例不到1%。其中，胚胎癌(embryonal carcinoma)由具有上皮形态的原始大细胞构成，是一种更加罕见的纵隔生殖细胞肿瘤[1]。

胚胎癌好发于年轻男性，男女比例约为10∶1，成人发病年龄为18～67岁，平均年龄27岁。临床表现主要为肿瘤侵犯到旁边组织器官引起的症状，如胸痛、呼吸困难、声音嘶哑、咳嗽及上腔静脉综合征等。胸部CT扫描显示纵隔巨大不均匀肿块，可见出血和坏死。胚胎癌血清肿瘤标志物常明显增高，80%患者甲胎蛋白(AFP)水平增高，30%～50%患者β-HCG滴度增高。这两种肿瘤标志物对于诊断及评价胚胎癌预后具有重要意义，可作为治疗中及治疗后复查的重要指标。

对照胚胎癌的疾病特征，结合布莱恩的性别、发病年龄，近期咳嗽、呼吸困难、明显消瘦、乏力等临床表现，以及纵隔肿块的影像学检查结果，胚胎癌诊断成立。

二、胚胎癌是怎么发生的?

布莱恩无法接受自己已经罹患癌症的事实，他一直认为自己身体健康，除了从小就开始的咳嗽，并没发现过其他疾病。医生无限同情地告诉他“这个病其实从小就有了”。

生殖细胞肿瘤好发于纵隔的原因可以通过胎儿原始细胞的分

布加以解释。在胎儿发育期，原始生殖细胞开始从卵黄囊向生殖脊移动，而生殖脊遍及身体中轴区域。如果在移动过程中发生阻滞，一些原始细胞会在生殖脊定居下来，并作为以后生殖细胞肿瘤的来源[2]。这就好比一支军队长途奔袭，有几个士兵没有跟上大部队的统一行动，独自留在了不该停留的位置。由于失去了上级的指挥，士兵擅自行动，结果造成了“局部的混乱”，也就是原始细胞在纵隔区发生了癌变。支持这种学说的证据是科学家发现大多数性腺和纵隔生殖细胞肿瘤分享一个共同的生殖细胞祖先，尽管纵隔生殖细胞肿瘤较之性腺对应的肿瘤预后更差，并能显示出独特的生物学特性。不过也有学者认为纵隔生殖细胞肿瘤可能起源于胸腺，并认为是体细胞发育失调所致，这种起源学说至今也不能排除。布莱恩自述从十几岁起一直咳嗽，很有可能就是遗留在纵隔里的几个“小兵”，遇到天气变冷等外部诱因后，阻塞局部呼吸系统引起的炎症。不过当时“小兵”的势力还不够强大，一般抗炎治疗就能解决。现在“小兵”的队伍发展壮大了，而且大有去其他地方“占山为王”的趋势，因此，布莱恩的情况就会比较危险了。幸好目前尚未发现遗传易感性的医学证据，也就是布莱恩的女儿们不一定会面临同样的险境。

三、胚胎癌能够治愈吗？

医生建议布莱恩先做手术。由于肿瘤紧邻着心脏，手术会很危险，不过除此之外也别无其他选择。术后还要联合化疗，整个治疗将会是一个漫长的痛苦的过程。坚信自己不会成为一个失败者(loser)的布莱恩，很快接受了医生的建议。从此，布莱恩与胚胎癌之间的博弈开始了。

布莱恩第一次躺在手术台上的时候，脸上带着顽皮的笑容，或许他在憧憬自己很快就能和队友并肩战斗的情景。由于胚胎癌极易发生转移，单纯外科治疗效果不佳，局部放疗对于患者也无裨益，因此通常采取手术联合化疗的方式。目前化疗多采取以顺铂为基础的联合化疗方案，以博来霉素、依托泊甘和顺铂方案最为常用。成人患者经过顺铂化疗后，长期生存率可达50%。这些信息或许在布莱恩接受治疗之前医生就已经告诉过他，“50%的长期生存率”，对于布莱恩来说就意味着“100%”。坚信自己就是那“50%”的布莱恩对着医生友好地微笑，眼睛里闪烁着希望的光。

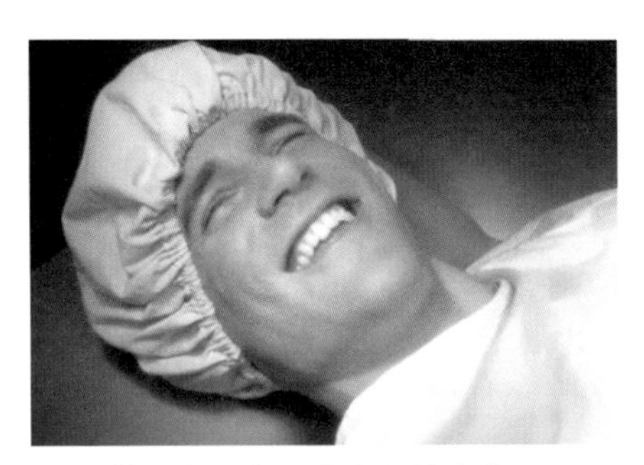

第一次躺在手术台上的布莱恩

第一局，胚胎癌 VS 布莱恩。布莱恩暂时控制局面，比分为0∶1。

布莱恩纵隔里的肿瘤被切除了，几个侵蚀的淋巴结也被一并清除，几轮化疗过后，布莱恩的状态逐渐好转，大家都以为最困难的时候已经过去了。女儿生日那天，妻子为他们举行了一个盛大的聚会(party)，邀请盖尔和其他队友们一起到家里聚会。就在砸彩蛋的时候，布莱恩突然感觉左胸一阵剧痛——他最不愿意的事情发生了，肿瘤转移了！

胚胎癌源自原始生殖细胞，极易直接蔓延至邻近脏器，或通过血液、淋巴系统向远处转移，或癌细胞脱落后种植到其他部位。25%患者出现症状时，已经发生了肺转移[3]。一项4例胚胎癌死亡患者的病例报道显示，4例患者经治无效，皆死于局部复发合并胸膜、心包、胸壁和肺部转移[4]。布莱恩的肿瘤位置距离胸膜很近，很有可能通过直接蔓延的方式侵犯到胸壁，以及乳房、胸肌等组织器官。因此，医生建议其切除左侧乳房和部分胸肌。本以为只有女人才要动这种手术的布莱恩没想到自己也会被切除乳房，他又尴尬又愤懑地向医生宣告："医生，我是一定要回去打球的，你做你该做的事情，只要能让我重返球场，要杀要剐悉听尊便！"

第二次躺在手术台上的布莱恩笑不出来了。他开始感到胚胎癌是个"狠角色"，并没有自己想象中的那么简单。不过敬畏归敬畏，布莱恩却并没有认输，他仍然怀揣着成为最佳球员的梦想，耳畔回想着观众席的热烈欢呼声。

第二局，胚胎癌 VS 布莱恩。双方战成平局，比分为 1∶1。

手术后继续化疗。布莱恩面色越来越苍白，身体越来越虚弱，几个月前健步如飞的他如今只能坐在轮椅上依靠别人推行。可是，当他看见电视里队友比赛直播画面时，眼睛里快要熄灭的火焰又会重新燃烧起来。不久后，布莱恩的肺部也发现了肿瘤。医生准备继续切除左肺。第三次躺在手术台上的布莱恩看起来已经非常平静，甚至有些疲惫了，或许他已经坦然接受了事实，或许他正在向上帝祈祷：请再给我一些勇气吧！

胚胎癌发病后病程进展迅速。一项 12 例胚胎癌患者的病例报道显示，患者从确诊到恶化的平均时间为 7.5 个月，平均生存时间为 10.3 个月(0.75～22 个月)，好发转移部位为肝、骨、肺、胸壁、锁骨上淋巴结和大脑[4]。布莱恩的原始生殖细胞在他身体里潜伏了 26 年，摧毁他的健康只用了几个月，不得不承认这个对手的实

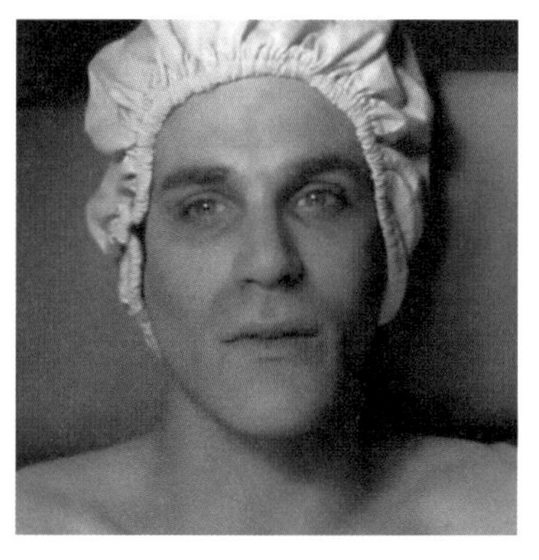

第三次躺在手术台上的布莱恩

力不容小觑。

第三局，胚胎癌 VS 布莱恩。胚胎癌开始追上来了，比分变成了 2∶1。

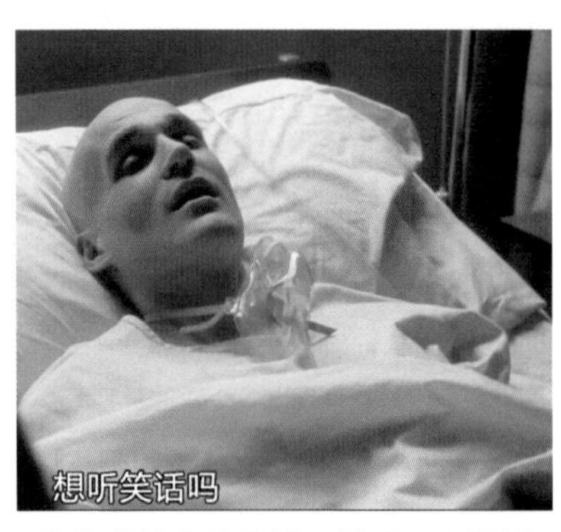

临终前的布莱恩讲了最后一个笑话

左肺切除后的布莱恩呼吸更加困难，而他却和盖尔开玩笑："我建议，以后即使做最简单的工作，也要用两个肺呼吸。"遗憾的是，胚胎癌仍然没有就此收手的意思。很快布莱恩的肝脏也发生了转移。留给他的时间不多了。妻子请盖尔连夜赶来，希望他能见布莱恩最后一面。令人意想不到的是，布莱恩艰难地睁开双眼，看见好友后居然问他："嗨，盖尔，想听个笑话吗?"这个问题将原本要哭了的盖尔又一次被逗乐了，真是无药可救的幽默啊！或许，讲笑话正是布莱恩对抗癌症的最后一击，他的身体已被摧毁，但精神永远不会倒下。当天晚上，布莱恩平静地睡去，生命永远定格在了 26 岁。

第四局，胚胎癌 VS 布莱恩，胚胎癌挥出致命一拳，3∶1，布莱恩再也没有起来。

电影带给我们的启示

观影结束后，观众们可能会有一个疑问：这部电影为什么叫作《挑战不可能》? 布莱恩到底挑战了哪些不可能?

挑战一：战胜胚胎癌。

从医学上来说，布莱恩已经拼尽了作为一名患者该尽的全部努力，包括三次手术和数不清的术后化疗。治疗过程中，无论遭受怎样的痛苦，布莱恩从未中途退缩。更可贵的是，他一直保持着幽默的风格，无处不在、彻头彻尾的幽默，时时不忘调侃自己或别人，让大家在伤心难过之时也能偶尔破涕为笑。比如住院期间盖尔去探视，本以为他会意志消沉，没想到他告诉盖尔："得癌症也有好处，就是不用操心球队重组时自己会被淘汰这种糗事"。这种良好的心态我们在另一部抗癌电影《戴九顶假发的女孩》也曾见识过，可惜两者病情不同。戴九顶假发的女孩一边"自娱自乐"，一边积极治疗，通过强大的心理-免疫调节机制最终战胜了横纹肌肉瘤；而布莱恩的胚胎癌更加凶险，个体心理-免疫调节作用有限，最终只能以悲剧结尾。不过布莱尔虽然挑战胚胎癌没有成功，但他那种乐观的精神，却给家人和朋友带来了无尽的勇气和力量。

挑战二：成为最佳球员。

虽然布莱恩只是一个候补后卫，但他一直怀揣着成为全美最佳球员的梦想，并一直为之付诸努力。从小开始刻苦练习，上大学后积极参加校队，大学期间虽然没被职业球队选中，但他并不气馁，大学毕业后仍以自由职业球员的身份加入小熊队。即使后来发病，布莱恩仍然坚持高强度的训练，就连医生都感叹："像你这种情况，别人早在 2 个月前就趴下了，无法想象你居然还能参加比赛！"要不是有一个更有天赋的盖尔存在，布莱恩一定会成为小熊队首发阵容中的一员，而不会像现在这样坐在替补席的板凳上了。然而，布莱恩的可爱之处在于，他既不会发出"既生瑜，何生亮"的感叹，更不会背地里使用阴谋诡计。正如盖尔形容的，他是一个心胸宽广的人。虽然他时时刻刻想要赶超盖尔，但当盖尔膝盖受伤时，布莱恩不但没有落井下石，反而鼓励他重拾信心，陪伴他一起训练，帮助他重返球场。布莱恩坚信"赢就要赢得光明磊落"，正是这份磊落让布莱尔收获了盖尔的尊敬和友谊。作为一名后卫球员，布莱尔在球技上或许超越不了盖尔，但他坦坦荡荡的君子作风已经为自己赢得了最高赞誉。

布莱恩一直在挑战不可能，其精神动力来源于何处？盖尔被授予年度“最英勇球员奖”时发表过一个演讲。或许，我们能从盖尔的演讲中找到答案(以下引自盖尔的获奖感言)。

“我有一个好朋友，他叫布莱恩。他的心胸无比宽大。他拥有最棒的或许也是最奇怪的勇气，让他能够嘲笑自己，嘲笑生命，还有他现在的对手——癌症。我很骄傲能有这样一个无时无刻展现出勇气的朋友。很高兴你们给我颁这个奖，但我认为布莱恩更适合它。此时此刻我是替布莱恩领这个奖，因为没有人比他更勇敢”。

是的，布莱恩所有挑战不可能的故事背后，都源自“勇气”二字。我们之所以赞颂勇气，是因为人类总是在明知有风险的时候仍然选择做该做的事情。布莱恩的故事尤其如此。每次手术之前他也会害怕，癌痛和各种不良反应让他生不如死，可是为了重回球场的梦想，他始终忍耐坚持，从未放弃过任何“翻盘”的机会。

中国有句谚语叫做“明知不可为而为之”，所谓“不可为”并非明知做不到还偏要去做，而是做事不问能不能，但求该不该，并竭尽全力去孜孜追求。因为内心坚信“应该去做”所以付诸行动，这就成为了外人眼中的“勇气”。

上帝并不偏爱布莱恩。没有橄榄球球星的天赋，身体里携带着肿瘤的种子，一直承受着坐冷板凳的嘲讽，而他却分外珍惜手里握着的每一张牌：认认真真的生活，勤勤恳恳的工作，全心投入每一件事情。正如布莱尔所说：“我并不是生病之后才会有新的人生感悟。我一直都很珍惜生命，我从不认为什么事情都是理所当然。”即使最后抗癌失败，我们仍然相信他战斗到了最后一刻。可见，勇气并不是高大上的奢侈品，勇气也并非只是超人的专属，平常人在平凡生活中的勇气同样令人尊敬。

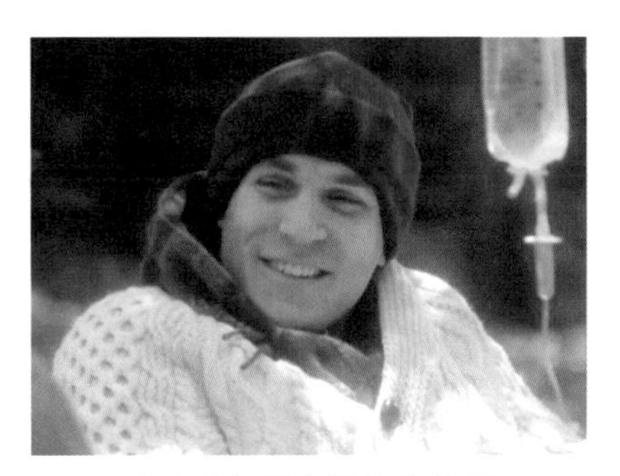

连癌症都敢嘲笑的布莱恩

参考文献

[1] 郝捷.胸部肿瘤学[M].北京：人民卫生出版社，2013：535.
[2] 孙保存，张熙曾.纵隔肿瘤病理学[M].北京：中国医药科技出版社，2008：105.
[3] 吕翔，张湘燕.呼吸及纵隔肿瘤病理学[M].贵阳：贵州科技出版社，2012：396.
[4] 王德元.胸部肿瘤学[M].沈阳：辽宁科学技术出版社，2002：332.

拿什么拯救你，我的爱人
——电影《我不是药神》带你走近慢性髓系白血病

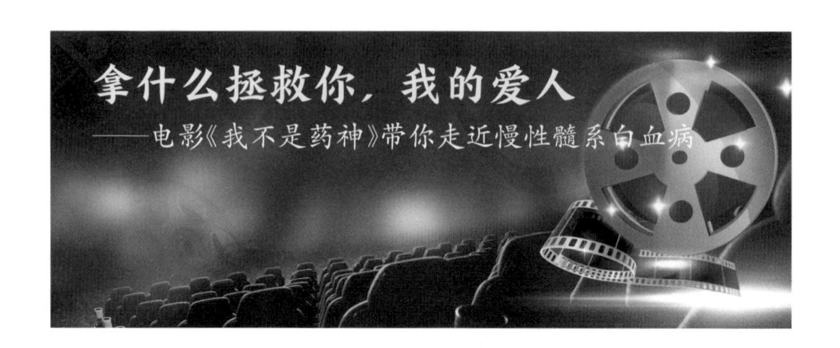

电影背景

中 文 名：我不是药神　英 文 名：Dying to Survive/Drug Dealer
导　　演：文牧野
编　　剧：韩家女/钟伟/文牧野
主　　演：徐峥/王传君/周一围/谭卓/章宇
制片国家/地区：中国内地
语　　言：汉语普通话/英语/上海话/印地语
上映日期：2018－07－05(中国内地)
获奖情况：

第55届台北金马影展金马奖(2018)：最佳剧情片(提名)，最佳男主角徐峥，最佳男配角(提名)章宇，最佳原著剧本韩家女/钟伟/文牧野，最佳新导演文牧野，最佳造型设计(提名)李淼，最佳剪辑(提名)朱琳

第38届香港电影金像奖(2019)：最佳两岸华语电影

第32届中国电影金鸡奖(2019)：最佳故事片(提名)，最佳编剧(提名)韩家女/钟伟/文牧野，最佳男主角(提名)徐峥，最佳男配角(提名)章宇/王传君，最佳导演处女作文牧野，最佳美术(提名)李淼，最佳剪辑(提名)朱琳

第35届大众电影百花奖(2020)：优秀故事片，最佳编剧(提

名)韩家女/钟伟/文牧野,最佳男配角王传君,最佳新人(提名)文牧野

第13届亚洲电影大奖(2019):最佳电影(提名),最佳男主角(提名)徐峥,最佳男配角章宇,最佳编剧(提名)韩家女/钟伟/文牧野

第14届中国长春电影节金鹿奖(2018):最佳华语故事片,最佳编剧韩家女/钟伟/文牧野,最佳男主角徐峥,最佳男配角王传君

第19届华语电影传媒大奖(2019):最佳编剧钟伟/韩家女/文牧野

第26届北京大学生电影节(2019):最佳影片奖(提名),最佳导演奖文牧野,最佳男演员奖徐峥,最佳新人奖章宇

2018年,一部国产电影以9.0分的高分荣获豆瓣年度“最受关注的院线电影”和“评分最高的华语电影”,它就是由文牧野导演、徐峥主演的《我不是药神》。影片根据真实事件改编,讲述了小老板程勇为白血病患者铤而走险代购印度抗癌神药“格列宁”的故事。电影虽被定义为喜剧片,但却因揭示出“世上只有一种病,那就是穷病”的现实真相而赚足了观众的眼泪。

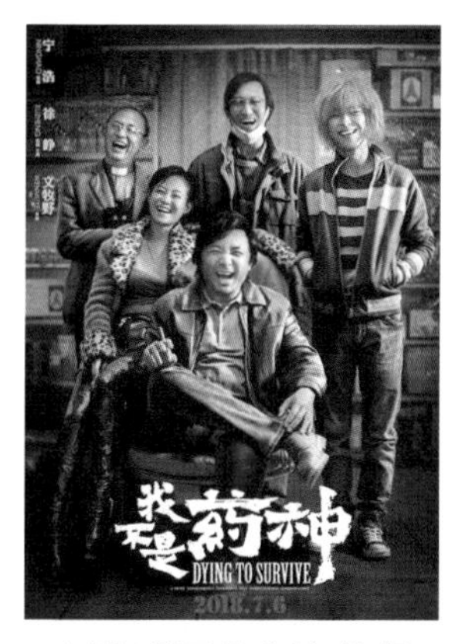

电影《我不是药神》海报

其中,王传君饰演的慢性髓系白血病(俗称“慢粒”)患者吕受益就是一个极具悲剧色彩的角色。刚出场的吕受益给人一种弱不禁风的油腻男形象,为了吃到便宜的印度“格列宁”,他对徐铮饰演的程勇百般讨好谄媚。加入代购团体后的吕受益逐渐露出内心的本真,他带程勇去看刚出生的儿子,告诉他“现在有药吃,有钱赚,不想死了,希望能够看见孙子出生的那

一天”。程勇被逼放弃印度“格列宁”的代理权，他是最后一个离开的伙伴，程勇冲他大吼一声“滚”，彻底断绝了他对生活最后的幻想。停药后的吕受益受尽了手术和化疗的折磨，可惜病情仍不见好转，为了不连累家人，最终他选择了自杀。临死之前，吕受益无限眷恋地看了妻儿最后一眼，眼神里道不尽人世间的苦楚与凄凉。吕受益的故事让很多人第一次近距离地感受到了一名慢粒患者的痛苦。慢粒是一种什么病？印度“格列宁”又是一种什么药？还有什么办法可以拯救这些慢粒患者？今天就让我们一起从电影中看医学，跟随吕受益的故事，了解慢粒这种血液系统疾病吧！

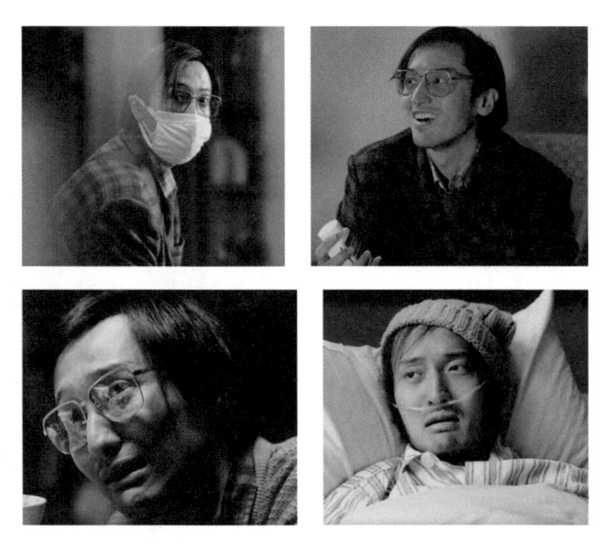

吕受益的悲情人生

慢粒，全称“慢性髓系白血病”，英文翻译 chronic myelogenous leukemia，是一种来源于非淋巴细胞的白血病，由于病程较长，发展较之急性白血病（病程仅为几个月）相对缓慢，特征表现为外周血粒细胞显著增多。在我国，“慢粒”发病率为(0.39～0.99)/10 万，其中男性多于女性，发病率随年龄增长而增高，平均发病年龄为 45～50

岁。影片中，我们看见程勇身边的吕受益、刘牧师以及多位慢粒患者，多为中老年男性，正好也反映了慢粒的这种流行病学特征。

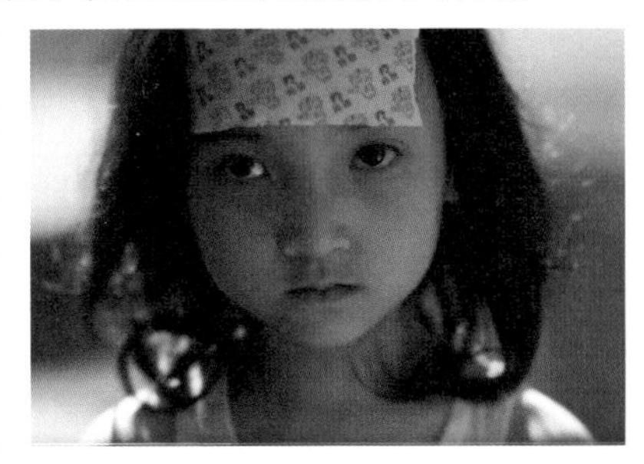
白血病患儿

慢粒属于白血病的类型之一，而白血病是一种发生在造血干细胞的恶性肿瘤。正常人的血液在抗凝条件下，静置后的细胞成分会逐渐沉淀。底层是红细胞，顶层是没有细胞成分的血浆，夹在中间的薄薄一层是白细胞和血小板，而白血病患者常常会出现白细胞层明显增厚的现象，因此这种疾病就被称作“白血病”。事实上，白血病是由多种因素导致的造血干细胞增殖、分化、凋亡功能障碍，除了白细胞，红细胞的发育过程也会受到影响，因此，白血病患者的红细胞层也会变薄。随着医学研究的不断深入，人类对于白血病的认识已由白细胞异常增多深化到白细胞分化异常，所以有些白细胞不高，甚至白细胞减少的疾病也被称为白血病。白血病是影视作品中最受青睐的疾病之一。假若一位妙龄女子或天真孩童突然身患不治之症，十之八九可能会与白血病有关。那么，导演为什么会如此钟爱白血病呢？答案可能与白血病在某些特定人群中的高致死率有关。在我国，白血病的发病率为(3～4)/10 万人，但在儿童及 35 岁以下成年人中，白血病却是位居病死率首位的恶性肿瘤！影片中，谭卓饰演的妈妈为了给女儿治病，不得不去酒吧跳舞赚钱，而她那个身患白血病的小姑娘，瘦小、苍白、阴郁，尤其是一双早熟得让人心疼的大眼睛，给人留下了深刻的印象。

一、慢粒会遗传吗？

吕受益活下去的最大动力来自儿子。他请程勇到家中做客，和程勇一起“欣赏”儿子的睡姿，告诉程勇“自己刚生病时一心想死，后来儿子出生，他就舍不得死了。”程勇关切地询问：“会遗传吗？”这个问题恐怕也是观众们最为关心的一个问题。吕受益信心满满地回答：“不会，白血病不会遗传！”

事实上，白血病的发病原因目前尚未完全明确。就遗传因素而言，某些遗传性疾病合并白血病的发病率更高，比如唐氏综合征（21-三体综合征）患者的白血病发病率为50/10万人，比正常人群高出20倍。假若排除先天性因素，患者罹患白血病的概率和其他肿瘤相当。因此吕受益的孩子确实不会一出生就比其他孩子有更高患病风险。

不过除了遗传因素，白血病还和生物、物理、化学因素有关，这些后天因素倒是需要引起我们的注意，比如病毒感染。病毒感染机体后，整合并潜伏在人体细胞内，一旦在某些理化因素的影响下被激活表达，也有可能诱发白血病。再比如电离辐射。1911年医学界首次报道了放射工作者发生白血病的案例。日本广岛及长崎受原子弹袭击后，幸存者中白血病的发病率比普通人群分别高出30倍和17倍，且以急性淋巴性白血病和慢粒为主。研究表明，大面积和大剂量射线照射可使DNA突变、断裂和重组，可能导致白血病的发生。此外，长期接触苯和含苯的有机溶剂也与白血病发

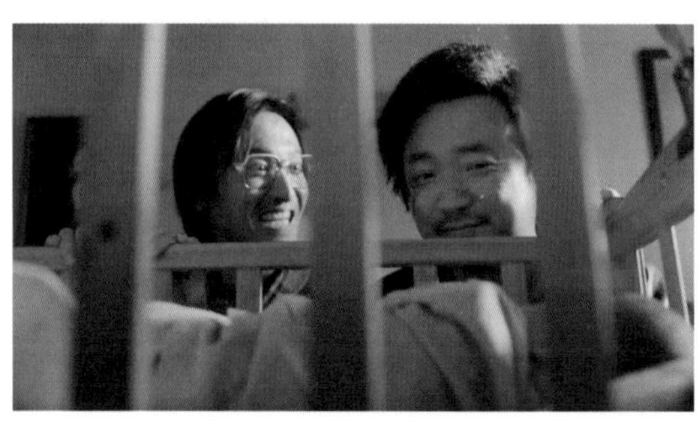

吕受益憧憬着未来

生有关。因此，吕受益倘若希望孩子一辈子平平安安，除了考虑会不会遗传，还要考虑预防病毒感染、减少电离辐射、避免接触有毒有害化学物质，甚至在某些工作的选择上也要多加注意，毕竟这些也都是白血病的诱发因素。

二、为什么格列宁会被称为神药？

电影《我不是药神》中格列宁被视作神药，有药吃就意味着"活"，没药吃基本只能等死。其中，苇青饰演的一位老妇有一段经典台词。

> "领导，求你个事啊，我就是想求求你，别再追查印度药了，行么？"
>
> "我病了三年，四万块钱一瓶的正版药，我吃了三年，房子吃没了，家人被我吃垮了……"
>
> "谁家能不遇上个病人，你就能保证你这一辈子不生病吗？你们把他抓走了，我们都得等死，我不想死，我想活着，行吗？"

这段如泣如诉的对白让人为之动容，一方面它让我们与慢粒患者之间产生了强烈的共情；另一方面也让我们更加好奇，"格列宁"为什么会有如此神奇的功效？事实上，影片中的印度神药"格列宁"在现实生活中应该叫"格列卫"，化学名称"甲磺酸伊马替尼"(imatinib mesylate)，是由瑞士诺华公司生产的第一代酪氨酸激酶抑制剂。该药研发时长50年，投入高达50亿美元，这也是格列卫为何会被卖到天价的主要原因。那么，格列卫为什么会被称为神药呢？这要从慢粒的发病机制和最佳治疗阶段说起。

细胞遗传学及分子生物学研究表明，95%以上的慢粒患者Ph染色体阳性和*BCR-ABL*融合基因阳性，而*BCR-ABL*融合基因编码的蛋白 P210 具有增强络氨酸激酶活性的作用，容易扰乱细胞内正常的信号传导通路，使得细胞过度增殖、凋亡抑制、调控紊乱，最终影响骨髓正常的造血功能。而格列卫的治疗机制就是特异性地阻断 ATP(腺苷三磷酸)酶在 ABL 激酶上的结合位点，使得酪氨酸残基不能磷酸化，从而抑制 *BCR-ABL* 阳性细胞的增殖，这种精准的治疗方法就是我们常说的“分子靶向治疗”。据统计，格列卫治疗慢粒患者的完全细胞遗传学缓解率可以达到 92%，10 年总体生存率能够达到 84%。由于格列卫极大延长了慢粒患者的生存率，甚至有可能终身治愈，因此被冠以“神药”的盛名。

不过神药虽好，耐药的问题却也经常困扰着医生和患者。格列卫的耐药性与基因位点突变、*BCR-ABL* 基因扩增表达增加以及 P210 蛋白过度表达有关，随意减药或停药容易产生 *BCR-ABL* 激酶区突变，也会发生继发性耐药。这就是影片中为什么患者一旦吃上格列卫，即使被高昂的药价吃得倾家荡产，也不敢随意停药的原因。因为一旦停药发生耐药，前面的努力就会功亏一篑。所以程勇代购的印度“格列宁”对于普通患者来说，相当于用更低成本赢得了更长时间的生存机会。

此外，慢粒的病程也决定了合理使用格列卫的重要性。慢粒分为慢性期、加速期和急变期三个阶段。疾病起病隐匿，患者通常早期并无明显症状，可因健康体检或其他疾病就医时发现血象异常或脾肿大而被确诊。据统计，确诊时大约 2/3 的患者尚属慢性期阶段。《慢性髓系白血病治疗指南》建议，“要重视慢性期的早期治疗，避免疾病转化，力争在细胞遗传学和分子生物学水平稳定病情”。因为一旦进入加速期或急变期(统称进展期)后，患者总体预后不佳，尤其是急变期，往往数月内就会死亡。影片中我们看见一位双下肢严重紫癜的患者，就是血小板急剧减少的表现。所以，慢性期的有效治疗就显得尤为重要。吕受益因为吃不起高价药一年之后就进入了进展期。他像一个快要坠崖的人，之前还能抓住印度“格列宁”这根救命绳索，一点一点地往上攀爬，可是绳子突然间被切断了，他就只能加速坠落直至死亡。因此，格列卫能够帮助患者较长时间稳定在慢性期，远离死亡的界线，它被患者称为“神药”也就不足为奇了。

三、慢粒还有其他方法治疗吗?

吕受益进入进展期后，先后接受了几次手术和化疗。根据护士为他清创的伤口判断，很可能是脾切除术。格列卫正式进入临床之前，慢粒主要使用联合化疗方案以及干扰素治疗，而脾切除术作为慢粒综合治疗的措施之一，一直存有争议。1949 年 Rohr 首次提出脾脏是急变的最初部位[1]，此后 Gomez 等发现脾脏内有较多 Ph 阳性核异型细胞，且远较骨髓内者更为常见，认为这些细胞可以通过切除脾脏而被清除。此外还有学者认为切除脾脏可以预防慢粒患者因巨脾引起的腹部不适、食欲不振、消化不良、脾梗死、脾机能亢进等并发症[2]。这些理论构成了脾切除术的科学依据。不过也有学者认为脾切除后能否延长慢粒患者的生存时间并不明确。由于缺乏大样本的临床研究数据，脾切除术的利弊关系目前无法做出最终判断。不过单就吕受益这个个案而言，很显然脾切除术并没有对他起到防止急变的作用。不但如此，根据清创时吕受益发出的哀号，很可能他还并发了术后感染，给他增添了更多的痛苦。此外切口出血、腹腔内出血及血栓形成也是脾切除术的常见并发症。由于脾切除术的疗效并不确定，当 *BCR* - *ABL* 融合基因、P210 蛋白等致病因素被医学界揭晓之后，脾切除这种较有争议的治疗方法已经越来越少见于文献报道。

吕受益的病情还在进展，妻子哀求医生“想想其他办法挽救丈夫的生命”。医生很为难地告诉她：“最后的办法就只能是硬上骨髓移植了。”骨髓移植，医学术语称做“造血干细胞移植”，是指通过静脉输注造血干、祖细胞，重建患者正常造血与免疫系统的治疗方法。由于造血干细胞不仅来源于骨髓，还可来源于可被造血因子动员的外周血以及脐带血中，因此医学上的“造血干细胞移植”比我们常说的“骨髓移植”涵盖更多，范围更广泛。只不过临床上为了方便与患者沟通，医生会继续沿用“骨髓移植”这种通俗的说法。那么，医生为什么会这么为难？主要原因是吕受益目前除了骨髓移植没有其他更好的办法，可是移植之前先要接受大剂量的联合化疗，只有回到慢性期以后才能进行移植。根据吕受益的身体状况，医生很难确定他是否能够挺过化疗这一关。此外，还要加量服用格列卫(600～800 mg/d)，治疗费用也是吕受益的家庭即将面临的难题(如果经济条件允许，前面他就不会停药了)。还有移植供体来源的问题，对于配型成功的概率，医生也没有十足的把握。因此，虽然经不住吕妻的哀求，医生勉为其难地为吕受益开出了化疗处方，但其结果极有可能人财两空。对此吕受益也已心知肚明，不过开始或许他还心存一丝幻想。毕竟有文献报道，格列卫联合造血干细胞移植治疗进展期慢粒，3 年总体生存率可达到 59%。然而令人遗憾的是，大剂量的化疗药物变成了压死骆驼的最后一根稻草。吕受益禁受不住化疗的摧残，虚弱得连下床行走都极其困难，只能弯着腰一点一点向前挪步。最终，他用一根绳索结束了自己的生命，较之肿瘤本身、手术并发症以及化疗带来的痛苦，死亡对他来说，或许更像是一种解脱。

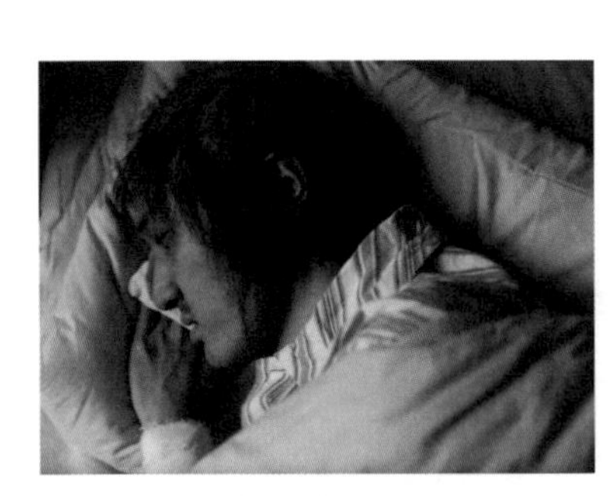

化疗后的吕受益

四、现在的慢粒患者有药治疗吗?

吕受益的死给程勇带来了巨大的冲击，他是如此深爱自己的妻儿，“走”的时候该有多么不舍、不甘啊！那一刻间，程勇突然有了一种使命感,他觉得自己要为活着的吕受益们做些什么,以弥补自己内心的愧疚。于是,程勇重新开始为慢粒患者代购印度"格列宁",甚至贴钱代购,直到有一天被执法部门以"走私罪、销售假药罪"抓捕。3年后,程勇出狱,警察告诉他"以后别再卖印度神药了,现在正版药已进医保,没人再要你的仿制药了!"片尾字幕也打出一行小字:2018年,中国已有19个省市相继将瑞士诺瓦公司生产的格列卫纳入医保,患者终于不用再吃天价药了。

事实上,我国从2017年开始,政府为了减轻慢粒患者的经济负担,逐步将格列卫等抗肿瘤药物纳入各省市医保。根据我国医保70%~80%的报销比例,一瓶100毫克规格、60片包装的格列卫由原来每瓶2.35万元(392元/片)下降到现在的5 000元(83元/片),每年药费由原来28.2万元下降到6万元。与此同时,仿制药的研发工作也在紧锣密鼓地进行。根据我国专利法规定,瑞士诺华公司于1993年申请获批的"格列卫"药品专利权可以享受20年垄断保护期。也就是直到2013年4月1日之前,未经专利权人许可,任何人不得在我国生产、销售或者进口该药仿制品[3]。专利保护期过后,多家国产药企生产的甲磺酸伊马替尼纷纷上市,现已占比20%的市场份额[4]。研究发现,慢粒慢性期患者采用国产伊马替尼可以取得与格列卫相近的疗效,同样能够有效改善血液学和分子学水平[5]。2018年6月始,部分国产伊马替尼相继通过一致性评价,意味着国产仿制药已经达到与格列卫一致的质量和疗效,可以替代格列卫在临床上的使用,能够成为患者优质低价的用药选择。而在价格上,国产仿制药价格在10~20元/片,由于我国公立医院实行药品零差率销售,可以认为医院售价与零售药店售价不会相差太大,更是显示出强大的价格优势。总之,根据我国目前的药品价格和质量现状,无论是格列卫还是国产仿制药,慢粒患者均能通过正规合法的渠道获得,不会发生像吕受益那样因为吃不起"天价药"而被逼自杀的悲剧了。

电影带给我们的启示

电影《我不是药神》根据慢粒患者陆勇代购抗癌药的真实事迹改编。现实中的陆勇比电影中的程勇更加传奇。

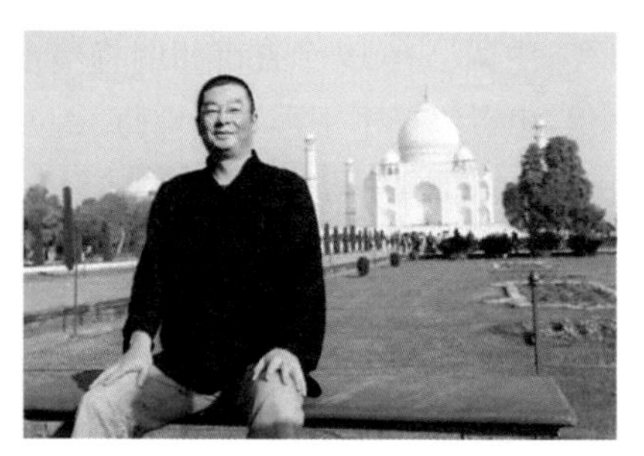

电影中“程勇”的原型——陆勇

与小老板程勇的身份不同，陆勇本身也是一名慢粒患者。在等待骨髓移植的2年当中，陆勇因为服用瑞士“格列卫”和其他医疗开支，积攒多年的百万存款也被开销大半。一次偶然的机会，他从韩国病友口中得知了印度“格列卫”。确认疗效之后，陆勇在病友群中分享了自己服用印度“格列卫”的经历以及买药的过程。此后有些不懂英文的病友找他帮忙买药，代购印度“格列卫”逐渐成为了陆勇的副业。

电影中程勇前期依靠代购牟利，后期才幡然醒悟开始助人，而在现实生活中陆勇却从未通过代购获利。由于陆勇家境较好，本人也在开厂创业，用他的话说就是“不需要赚这种钱，之所以做这件事情，完全是为了帮助病友。”在他的帮助下，成百上千个慢粒患者控制了病情，而他也被病友们尊称为“药神”。

2013年，陆勇被警方逮捕，此后他被湖南沅江市人民检察院以“妨害信用卡管理”和“销售假药罪”的罪名提起公诉。陆勇被捕的消息在病友群中引起激励反响，1 002名病友联名签名为他求情。

经过117天关押之后，检察院依据相关法律法规，裁定陆勇的行为并不构成犯罪，并对其撤回了起诉，陆勇最终免除了牢狱之灾，并没有像程勇那样在狱中度过5年的光阴。

2014年11月，国家发改委下发《推进药品价格改革方案》，对药品价格形成机制进行改革。2015年5月，国家发改委、食品药品监督管理局等七部委制定了《推进药品价格改革意见》。2015年8月，国务院印发《关于改革药品医疗器械审批制度的意见》。2016年，工信部、国家卫健委等六部门联合印发《医药工业发展规则指南规划指南》。2018年，以陆勇为原型的电影《我不是药神》在全国上映，由于该片引发了全社会热议，李克强总理对此专门作出批示，要求有关部门加快落实抗癌药降价保供等相关措施。2018年，中国开始对进口抗癌药物实施零关税，瑞士格列卫也在部分省市被纳入医保范围。不可否认，没有陆勇们的坚持和努力，中国药品价格改革不可能推进得如此迅速，慢粒患者们也不可能在短短几年内快速获益。

格列卫出现之前，慢粒慢性期患者的平均生存期为39～47个月，3～5年内进入急变终末期，少数病人慢性期可延续10～20年。格列卫应用于临床之后，慢粒患者的生存期显著延长[6]。临床试验结果显示：格列卫对初诊慢粒慢性期患者的治疗有效率超过94%，其中76%的患者可以得到细胞学缓解，对于加速期和急变期的治疗有效率也分别达到了71%和31%。目前，慢粒患者5年总体生存率已经提升至90%以上，10年总体生存率也已超过了80%。随着仿制药的不断研发和药物价格逐渐趋于合理，无论长期服用格列卫还是国产仿制药，都已不再是一种梦想，慢粒患者也有可能和其他慢性病患者一样，通过服药控制病情，享受与正常人无异的天伦之乐。此时我们不禁又想到了吕受益，假若他能坚持到今天，见证儿子的每一步成长，甚至看到孙子的出生，或许真能梦想成真呢！

《我不是药神》是近年来不可多得的国产佳片。有人将它和美国电影《达拉斯买家俱乐部》进行类比，甚至说它抄袭了后者，其实两者之间存在根本性的区别。《达拉斯买家俱乐部》反映的是如何在危及生命的情况下，使用FDA尚未批准的药物捍卫自己生存的权利，本质上是“药”和“法”之间的矛盾；而《我不是药神》聚焦在“合法的药品买不起，买得起的药品不合法”，根源上是“药”和“钱”之间的冲突。这也是《我不是药神》上映以后引起社会广泛共鸣的原因。因为“穷病”是一种社会病，很难通过单纯降低药价达到治愈，需要全社会共同努力，彻底提高经济水平，才能提高患者的生活和生命质量。这是我们面临着的更大挑战。因此，从现实主义角度来看，《我不是药神》比《达拉斯买家俱乐部》具有更加广泛的社会意义。

最后，借用电影《我不是药神》的片尾曲向我们身边平凡而又伟大的人们致敬。

只要平凡

也许很远或是昨天
在这里或在对岸
长路辗转离合悲欢
人聚又人散
放过对错才知答案
活着的勇敢
没有神的光环
你我生而平凡
在心碎中认清遗憾
生命漫长也短暂
跳动心脏长出藤蔓
愿为险而战

跌入灰暗坠入深渊

沾满泥土的脸

没有神的光环

握紧手中的平凡

此心此生无憾

生命的火已点燃

参考文献

[1] 钱家勤，陈东丰. 脾切除治疗慢性粒细胞性白血病的临床应用(附10例治疗分析)[J]. 实用外科杂志，1986，6(8)：415-416.

[2] 尤宁，唐世超. 羟基脲加脾切除治疗慢性粒细胞白血病(附10例分析)[J]. 山西白血病，1994，3(4)：240-242.

[3] 曹芳. 论公共健康视角下我国药品专利强制许可制度的完善——由电影《我不是药神》引发的思考[J]. 法大研究生，2019，01：405-418.

[4] 杨悦. 我不是药神：过去的故事，未来的思考[J]. 中国卫生，2018，8(8)：68-70.

[5] 徐海婵，张红宇，庞丽萍，等. 国产伊马替尼与格列卫对初诊慢性髓系白血病慢性期患者疗效及BAFF和APRIL水平的影响比较[J]. 包头医学院学报，2019，35(03)：36-37.

[6] 葛均波，徐永健，王辰. 内科学[M]. 9版. 北京：人民卫生出版社，2018：579.

战场上的天使
——电影《血战钢锯岭》带你走近医护兵

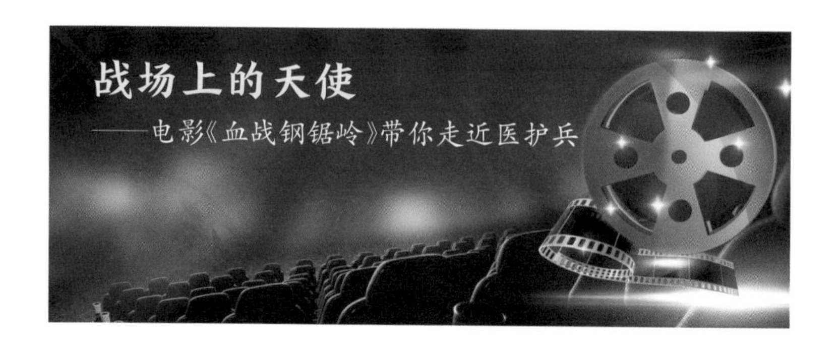

电影背景

中 文 名：血战钢锯岭　英 文 名：Hacksaw Ridge (2016)

导　　演：梅尔·吉布森

编　　剧：安德鲁·奈特/罗伯特·申坎

主　　演：安德鲁·加菲尔德/萨姆·沃辛顿/文斯·沃恩/雨果·维文/卢克·布雷西

制片国家/地区：美国/澳大利亚

上映日期：2016-12-08(中国)/2016-09-04(威尼斯电影节)/2016-11-04(美国)

获奖情况：

第89届奥斯卡金像奖(2017)：最佳影片(提名)，最佳导演(提名)梅尔·吉布森，最佳男主角(提名)安德鲁·加菲尔德，最佳剪辑约翰·吉尔伯特，最佳混音彼得·格雷斯/安迪·赖特/凯文·奥康奈尔/罗伯特·麦肯齐，最佳音效剪辑(提名)安迪·赖特/罗伯特·麦肯齐

第74届金球奖电影类(2017)：最佳剧情片(提名)，最佳导演(提名)梅尔·吉布森，剧情片最佳男主角(提名)安德鲁·加菲尔德

第70届英国电影学院奖电影奖(2017)：最佳男主角(提名)安

德鲁·加菲尔德，最佳改编剧本（提名）罗伯特·申坎/安德鲁·奈特，最佳剪辑约翰·吉尔伯特，最佳化妆/发型（提名）夏恩·托马斯，最佳音效（提名）凯文·奥康奈尔/安迪·赖特/彼得·格雷斯/罗伯特·麦肯齐

第23届美国演员工会奖电影奖（2017）：最佳男主角（提名）安德鲁·加菲尔德，电影最佳特技群戏

第28届美国制片人工会奖（2017）：最佳电影制片人奖（提名）

第67届美国剪辑工会奖（2017）：剧情片最佳剪辑（提名）

第21届美国艺术指导工会奖电影奖（2017）：最佳历史电影艺术指导（提名）

第53届美国声音效果协会奖（2017）：真人电影最佳音效（提名）

第88届美国国家评论协会奖（2016）：年度佳片（提名）

第22届美国评论家选择电影奖（2017）：最佳影片（提名），最佳导演（提名）梅尔·吉布森，最佳男主角（提名）安德鲁·加菲尔德，最佳动作片，动作片最佳男主角安德鲁·加菲尔德，最佳剪辑（提名），最佳发型化妆（提名）

第17届美国电影学会奖（2016）：年度佳片

第21届金卫星奖电影部门（2017）：最佳剧情片（提名），最佳导演（提名）梅尔·吉布森，剧情片最佳男主角安德鲁·加菲尔德，最佳改编剧本（提名）罗伯特·申坎/安德鲁·奈特，最佳原创配乐（提名）鲁伯特·格雷格森-威廉姆斯，最佳摄影（提名）西蒙·达根，最佳剪辑约翰·吉尔伯特，最佳音效凯文·奥康奈尔/安迪·赖特/彼得·格雷斯/罗伯特·麦肯齐，最佳美术指导（提名）巴里·罗比森

第20届好莱坞电影奖（2016）：年度导演梅尔·吉布森，年度剪辑约翰·吉尔伯特，年度化妆

第15届华盛顿影评人协会奖（2016）：最佳男主角（提名）安德鲁·加菲尔德

第37届伦敦影评人协会奖（2017）：年度男主角（提名）安德鲁·加菲尔德，年度英国/爱尔兰男演员安德鲁·加菲尔德

战争电影中我们经常会看到这样一个场景：一名美国士兵负

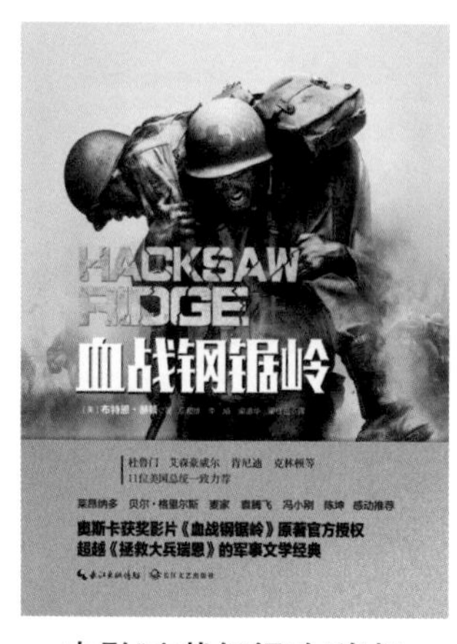

电影《血战钢锯岭》海报

伤倒地，第一时间撕心裂肺喊出的既不是“Mum”（母亲），也不是“God”（上帝），而是Medic（医护兵）！”医护兵是个什么角色？主要承担什么任务？医护兵是兵吗？战场上医护兵也要杀敌吗？2016年，著名导演梅尔·吉布森执导的电影《血战钢锯岭》，就为我们讲述了一个传奇医护兵戴斯蒙德·道斯的故事。今天就让我们跟随电影情节，一起走近战场上的天使——医护兵。

戴斯蒙德·道斯是一名来自弗吉尼亚州的小镇青年。由于宗教信仰和家庭教育的原因，道斯从小发誓“不拿枪、不杀戮”。太平洋战争暴发后，道斯报名参军成为了一名医护兵。由于他的特殊信仰，训练场上的道斯始终不肯拿起枪支操练，为此还被冠以“拒服兵役”的罪名，并被送上了军事法庭。幸好道斯得到了曾经是一战英雄的父亲的帮助，被判无罪后，他和千千万万个战友一起被派往冲绳岛，去参加最为凶险的钢锯岭之战。枪林弹雨之间，无数个生命瞬间消亡。美军发动了七次地面进攻仍然无法攻占钢锯岭，只能命令战列舰猛烈炮轰，并指挥地面部队迅速撤离。当战友们纷纷从钢锯岭上撤退以后，道斯却独自留了下来，趁着夜色的掩护，单枪匹马搜救到了75名受伤的战友，并用自己独特的方式将他们护送到了钢锯岭下方的安全地带。无论上司还是战友都被道斯的行为震惊了。这个曾经被人耻笑的“懦夫”顷刻间变成了军营里最鼓舞士气的英雄。最终，美军发动第八次进攻，士气高昂的官兵一举攻下了钢锯岭。道斯在坚守自己诺言的同时，协助部队赢得了这场关键性战役的胜利，成为了二战历史上最传奇的士兵之一。

影片《血战钢锯岭》根据军医戴斯蒙德·道斯的真实事件改

编。现实生活中的道斯比电影中的男主角还要传奇。根据战友回忆，道斯大约搜救了100人，而他自己却谦虚地说“只救了50人”，最终官方将获救人数取了一个平均数，即75人。二战胜利后，道斯被授予总统杜鲁门亲自颁发的荣誉勋章，这是美国士兵的最高荣誉，而他也成为了美军历史上唯一没有在战争中杀死一个人，却获得最高荣誉的士兵。

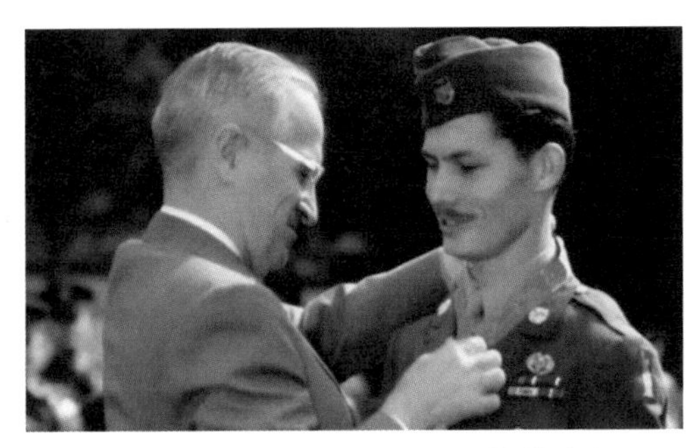

杜鲁门总统亲自为道斯颁发荣誉勋章

一、什么是医护兵？

医护兵，又称救护兵、卫生员，英文翻译 medic，corpsman，doc，combat medic，是一种受过医学训练的士兵，主要承担战场急救、创伤护理以及伤员护送等任务。和平时期，医护兵主要为军人、军人家属以及部分平民提供医疗保健，有时还需为诊所和医院提供急救培训；而在战争年代，医护兵则需与部队同行，按照30∶1的配置（约30名官兵配备1名医护兵），保障本单位的急救护送工作。那么，医护兵就是我们常说的军医吗？就美国军队卫生体系而言，医护兵不等于军医。首先，医护兵是“兵”，是 soldier，而军医是“官”，是 officer，二者身份类别不同。影片中道斯被称为“soldier Doss”，可见他的士兵身份。其次，医护兵和军医的职业发展路径不同。一名医护兵无论技术如何娴熟，最终只能成为手术助理或物理治疗师，而军医可以在手术台上担任主刀，或者晋升到军队卫生管理岗位。产生这种差异的原因主要与医学教育背景有关。医护兵从服役人群中招募，对于学历背景没有特殊要求。入伍后根据兵种不同，医护兵通常要接受4～12个月特定的医学培训，学习生命支持、创伤急救、口腔医学（拔牙）、潜水医学、高原生理学和兽医学等知识和技能。而军医的招收对象为大学本科生，进入美国军医大学（Uniformed Services University of the Health Sciences，简称USU）后需要完成4年的军事医学职业教育，包括2年基础医学学习和2年军队医院实习。因此，不同的教育背景导致了不同的职责范畴和发展路径。影片中，道斯入伍前是一名国防工厂的普通工人，虽然对医学很感兴趣，但却从未接触过正规的医学教育（除了自学过一本《解剖学手册》）。入伍后道斯先是通过了各项军事训练，此后由于太平洋战事告急，经过简单医学培训后就直接奔赴了战场。因此，道斯的培训经历证明了他是一名普普通通的医护兵，而不是受过院校医学教育的军医，他的主要任务就是战场急救和伤员护送。

二、医护兵长什么样？

医护兵的形象对于很多人来说有点陌生。假若我们用漫画的形式勾勒一副医护兵的画像，通常需要以下三个要素：

一是"N"字双蛇杖标志。双蛇杖源自希腊神话中赫尔墨斯的权杖，是一个上面有双蛇缠绕，顶端有一双翅膀的黄金短杖。双蛇杖又称"商神杖"，原本是财富的象征。1912年美国陆军医务部率先将其作为自己的标志，此后双蛇杖就逐渐成为了很多医疗机构的logo。为了区分不同的兵种，美军在双蛇杖上又添加了不同的字母，以代表不同类型的军队人员。如"D"代表牙医（dental）、"S"代表专家（specialist）、"V"代表兽医（veterinary），而一个士兵如果佩戴着带有字母"N"（nurse）的双蛇杖标志，那么他就是一名医护兵。

二是红十字标志。和大多数国家的医务人员一样，医护兵钢盔前方和两侧也有一个圆形的、白底的红十字标志，此外左臂还要佩戴一种红十字臂章(伊斯兰国家佩戴红新月臂章)。佩戴红十字标志的意义是将医护兵和其他作战人员区分开来，保护其在救护过程中不被打击。然而，随着二次世界大战的打响，一些国家并未完全遵守以上约定，甚至专门针对医务人员进行打击。比如太平洋战场上日军狙击手对付美军的一大绝招，就是瞄准红十字标志进行射击。因为打死一个医护兵就等于间接杀死更多的伤兵。这种做法导致后来很多医务人员不再也不敢佩戴任何具有可辨识度的标志。影片中，道斯的战友怒斥日本军队不守国际公约，专挑医护兵射击，甚至打中医护兵后还会有奖，提醒他："把身上所有的红十字标记都摘下来，否认那个白色区域就是个靶心!"吓得道斯连忙把头盔和臂章全都摘了下来，就是一个很好的证明。

三是两个救护包和两个水壶。医护兵的救护包里有绷带、吗啡针剂、碘酒、磺胺粉、止血带以及血浆等急救物品；而水壶里的水则是用来给伤员补充水分，或者冲洗重要器官。影片中，一名伤员误以为自己的眼睛被炸瞎了，抓住道斯苦苦哀求，没想到经过一番冲洗之后，他又能够重见光明了！原来伤员的眼睛只是被血污和泥土糊住了！可见即使只是一只小小的水壶，战场上也能发挥灵丹妙药一样的功效！这个情节在片尾花絮中也从道斯本人那

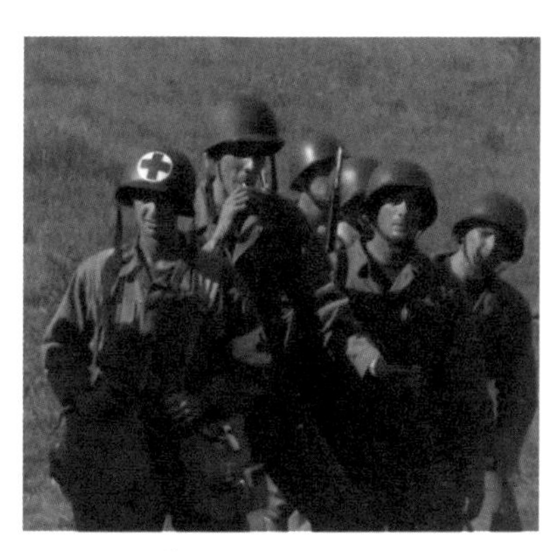

佩戴红十字标志的道斯

里得到了印证，谈起自己当年用水“治”好伤员眼睛的故事，白发苍苍的道斯兴奋得像孩子一样手舞足蹈。

至于影片中一直作为焦点讨论的配枪问题，《日内瓦公约》（以下简称《公约》）已有明确规定：医务人员在救治过程中应该免受敌对行动的影响。医护兵只允许携带一副武器以保护自己和自己照顾的伤员，但禁止携带肩扛式武器或其他任何“进攻性”武器。一旦携带上述武器，《公约》的保护作用就会消失。因此，对于道斯“拒绝拿枪、拒绝杀戮”的行为，我们一方面理解为他在坚持自己的宗教信仰，另一方面也能理解为他在遵守医务人员的“中立原则”。此外，《公约》还规定：“伤病军人不论国籍都应受到相应的安置和照顾。”道斯曾在隧道里给一个日本兵疗伤，此后他又转运了几个日本伤兵，这种做法看起来匪夷所思，有人解释是出于一种宗教的大爱，其实结合《公约》来看，更像是一种遵守国际公约的契约精神，只不过这种坚守一般人很难做到罢了。

三、医护兵有哪些任务？

医护兵最主要的任务就是战场急救，包括：伤兵分拣、现场救治以及后方护送。尽管他们的工作看起来技术含量不高，自身形象也不及手术台上的军医那般潇洒，但在与死神争分夺秒的斗争中，医护兵却是官兵心目中当仁不让的天使。

1. 关于伤兵分拣

影片一开始就为我们展示了一副惨烈的战争场面：由于大量火药武器和燃烧武器的使用，到处都是爆炸伤、烧伤以及多发复合伤的伤员。面对遍地死伤狼藉，医护兵却只有 3 个人，此时应该如何有序开展救护？答案就是“检伤分类”，根据不同伤情采取不同的救治方案。目前国际通用的检伤分类原则是 START 分诊法（simple triage and rapid treatment）。虽然该原则制订时间为 1983 年，但在二战期间已经出现了类似的分拣原则，即：在大规模伤亡事件中，优先救治花费时间和资源最少却能获得最大生存机会的重伤者。比如医护兵会优先救治一名胸部受伤的伤员，对于一名腿部中弹的伤员给予一般处理，而面对一名严重受伤意识已经不清的伤员，通常会注射一针吗啡，让他“走”得没那么痛苦。检伤分类的主要目的是为部队最大程度保障战斗有生力量，然而真正执行起来却没那么容易，有时甚至会与人性相冲突。影片中，道斯不忍放弃一名双腿被炸断的士兵，将他背下来救治，队友责怪他不按分类原则处理，道斯却坚持要将伤员送回野战医院，为此两人发生了激烈的争吵。客观来说，在急救资源有限的情况下，花费大量人力物力抢救一名严重失血的断肢士兵，确实不如抢救一名胸部贯通伤员更有效率。因此，队友的判断无可厚非，而道斯的做法又更加人道，两者皆有可取之处。面对一条活生生的生命时，没有人能够完全按照伤情排序客观处理，这也是伤兵分拣在实施过程中因人而异的原因。

2. 关于现场救治

发现伤员后，医护兵首先要检查他的生命体征，比如呼叫名字，观察其神志是否清醒；指导呼吸，确保呼吸道保持通畅；将手置于伤员左胸前区或将两指并拢触摸颈动脉，判断是否还有心跳。倘若伤员生命体征比较平稳，医护兵会为伤员迅速检查伤势，并采取简单的急救处理，包括注射吗啡止痛，清理伤口，撒上磺胺粉，包扎止血，最后安排担架兵后送。假若伤在四肢，尤其是下肢等出血量较大的部位，医护兵会用止血带将伤口上方的血管扎紧[1]，避免失血过多导致休克。这部电影为我们呈现了二战期间美军战场急救的流程和药品，其中以吗啡和血浆最具有代表性。

道斯每救治一名重伤员时，都会从救护包里掏出一支像小牙膏一样的药品，那就是吗啡，一种从鸦片中提取的具有极强镇痛作用的化合制剂。吗啡制剂是一个双头针管，管口密封，使用时按下针管破开封口，就可以在皮下注射，几秒钟后吗啡药效发作，伤员的疼痛得以迅速缓解。值得一提的是，由于吗啡具有成瘾性，医护兵注射之后会将吗啡空瓶别在伤员的衣领上，以便其他医护人员了解已经使用过的吗啡剂量，避免药物过量产生成瘾性。作为一种强效止痛剂，吗啡在战场上一直属于稀缺药品。二战期间美军普通士兵的单兵急救包里就配有吗啡，而其他欧洲国家的伤员多要送到野战医院以后才会注射吗啡。一支小小的吗啡，反映出来的却是二战期间国与国之间综合实力的巨大差距。

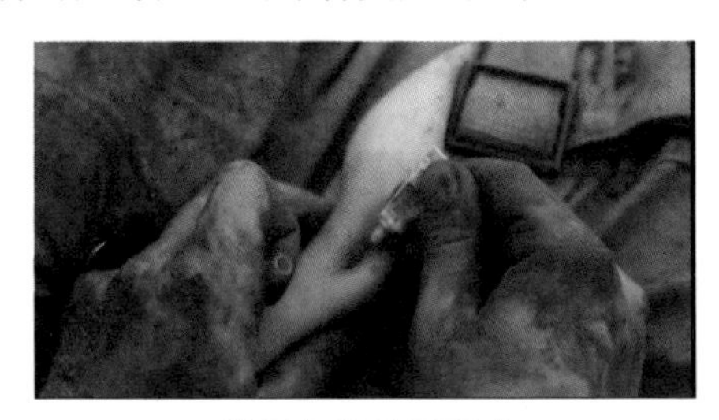

战场急救注射吗啡

除了吗啡，血浆也是道斯救护包里的另外一个法宝。二战期间，美国共有1 600万人奔赴战场，最终死亡人数接近40万，其中近30万属于战斗死亡。令人惊奇的是，那些没有现场阵亡的士兵存活率远远超出了人们的预期。据统计，每100名伤员中就有96名士兵幸存。是什么挽救了这些士兵的生命？1943年6月，陆军外科医生诺曼·柯克少将在致美国医学协会众议院代表大会上的致辞中宣称："是血浆挽救了无数伤员的生命，如果没有血浆及时控制出血和休克，很多伤员在接受治疗之前就会死去。"这也是血浆为什么会被称为"最重要的救生员"的原因。影片中，我们看见一名士兵被炸成重伤，头部、胸部多处出血，意识已经有点淡漠，道斯迅速掏出一瓶淡黄色液体为他输液，这瓶液体就是血浆。重伤后人体大量失血，血压很快下降，极易诱发休克、弥漫性血管内凝血（DIC）等严重并发症。此时最重要的急救工作就是稳定血压、预防休克发生。由于受到战争条件的限制，战场输血非常困难。血浆是血细胞以外的血液成分，包含大量的水以及蛋白质、脂类、无机盐、糖和氨基酸，具有维持血管压力、保障内环境稳定的作用。1939年，美国“血库之父”查尔斯·德鲁通过研究后发现，血浆能够替代全血用于治疗失血性休克、严重烧伤以及低蛋白血症，此后血浆便逐渐成为战场上抢救重伤人员的救命武器。更伟大的发明是，由于新鲜血浆很难保存和运输，德鲁又发明了冻干血浆保存法，干燥后的血浆可以长时间保存而无需冷藏，并且方便远距离运输[2]，战场急救时医护人员只需加水兑冲即可重建血浆液体。所以说，诺曼·柯克少将感谢血浆救活了无数士兵的生命，其实他更应该感谢的是血浆背后无数个像德鲁这样的医学家和科学家，通过他们的智慧和研究，为国防安全和军事现代化提供了巨大支持。

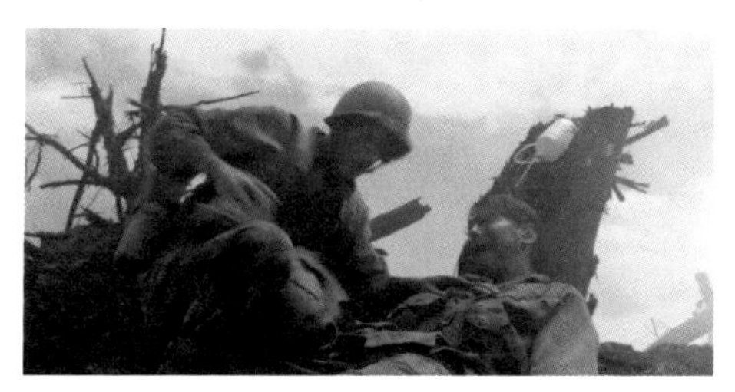

战场输注血浆

3. 关于后方护送

医护兵虽然在战场上采取了各类急救措施，但并非意味着万事大吉，还需确保伤员尽快到达安全区，继续接受后续的治疗。研究表明，在相同的急救条件下，越早开展系统治疗，越能给伤员带来更好的预后。因此，为了快速转移伤员，医护兵通常还要负责现场调度或维护医疗车辆等工作，以便所有伤员能够快速地安全撤离。这也是影片中为什么队友们纷纷撤离，而道斯一人却独自留下来的原因之一。因为转运伤员本来就是医护兵的职责所在。不过道斯面对的可不是普普通通的转运，而是前有敌方不停打射，后有90度悬崖峭壁的高难度转运。如此艰苦卓绝的条件下，道斯最后居然成功转运了75名伤员，难怪战友们会把他看做神一样的存在。事实上，无论在野战医院，还是急救现场，官兵都对医务人员比较尊重和信任。倘若遇上了像道斯这样不离不弃的战友，崇拜和信任指数更会加倍，难怪总指挥官在发出第八次冲锋的命令之后，所有官兵都要等道斯为他们祷告完成以后才向钢锯岭发起猛攻。在他们心中，此刻的道斯早已化身成为天使的象征，堪比一道“精神护身符”！

电影带给我们的启示

《血战钢锯岭》是一部极具观赏性的军事题材电影，目前豆瓣评分8.7分，截至2020年9月9日共有103.8万人观看过。导演梅尔·吉布森曾经执导过史诗电影——《勇敢的心》，尤其擅长实景拍摄，据说本片为了突出钢锯岭之战的艰苦卓绝，特地炸平了一个农场，只为真实再现钢锯岭那惨绝人寰的战争场面。因此，即使没有太多特效，电影《血战钢锯岭》仍然给人一种最直接、最震撼、最猛烈，也最真实的视觉冲击力。

看过这部电影，我们思考的最多的一个问题可能就是：道斯为什么能够创造这个奇迹？很多人认为是信仰的力量。不可否认，道斯的宗教信仰是他内心的精神支柱，没有强大的信仰支撑，他不可能完成那些巨大的挑战。那么，除此之外呢？还有哪些因素促成了他的传奇故事？我们认为至少还有3个重要因素。

(1) 他是一个优秀的军人。这部电影让我们对于“医护兵”这类士兵类型有了一个初步的了解。现实环境中，除了战场急救护送，医护兵回到医疗站或野战医院后还要协助军医进行包扎、换药、注射、给药、采集血液标本、监测生命体征以及健康记录等工作。总体来说，医护兵的工作职责与护士非常相似，不过医护兵的军事要求更加严格。正如片中所示，参战之前，道斯首先要通过负重长跑、匍匐前进、障碍越野等各项军事训练，只有达到了一名合格军人的军事体能要求，才有机会接受医学培训并被派往战场救护。因此，道斯之所以能够成功救护75个伤员，很大程度归因于他超强的体能和过硬的军事素质。假若不是从小生活在山区(体能好)，参军后接受过魔鬼训练(抗压力强)，道斯不可能在体力接近耗竭的情况下"救了一个，再救一个"。因此，道斯看似不可思议的战场表现，其实是他平时训练有素的累积效果。

(2) 他是一个遵守《公约》的医护兵。《公约》规定了军队医务人员的中立立场，以及敌对双方伤病员在任何情况下都应受到无区别对待的人道主义原则。通过对于《公约》的解读，我们从客观上对于道斯的行为又有了进一步理解，"不拿枪、不杀戮"视为中立行为，救助日本兵属于无差别对待，不顾个人安危转运75名战友则是忠于自己的职责所在。因此，除了主观原因，上述客观因素也是促成道斯创造奇迹的原因之一。只不过道斯比一般人做得更好，更加虔诚。

(3) 他得益于国家的实力支持。二战战场上，除了常规的绷带、止血带和磺胺粉，吗啡、血浆以及青霉素这些稀缺医疗物资也被用在了普通士兵身上，尤其是青霉素。1928年英国细菌学家亚历山大·弗莱明率先发明了青霉素，遗憾的是，他本人却一直未能找到提取高纯度青霉素的方法。1943年，美国辉瑞公司掌握了青霉素的量产技术并和军方签订合同，开始大规模生产青霉素并应用于二战战场上。由于青霉素的大量使用，美军伤员因伤口感染导致死亡或截肢的比例急剧下降，仅伤员死亡率就下降了15%。因此青霉素与原子弹、雷达，被并称为二战中的"三大发明"。由此可见，战争为医学的发展提供了契机，而医学的发明又为改变战争的走向提供了条件。道斯看似凭借一己之力成功救助了75个战友，实则与其背后强大的综合国力密不可分。

道斯出于对于国家和人类的大爱，一点一点拼凑这个分崩离析的世界。这部电影让我们看到，为自己而战和为国家而战其实并不矛盾。相比痛痛快快地死亡，坚持理想信念的活着反而显得更加艰难和珍贵。

道斯的故事让我们知道了什么才是真正的勇敢和忠诚。

参考文献

[1] 赵达明，王鹏，李国伟. 美军战术作战伤员救护解读[J]. 临床军医杂志，2013，41(09)：961－964.

[2] Anonymous. Freeze－dried Blood Plasma Stops Bleeding, Saves Lives[J]. National Guard, 2018, 72(1): 18－19.

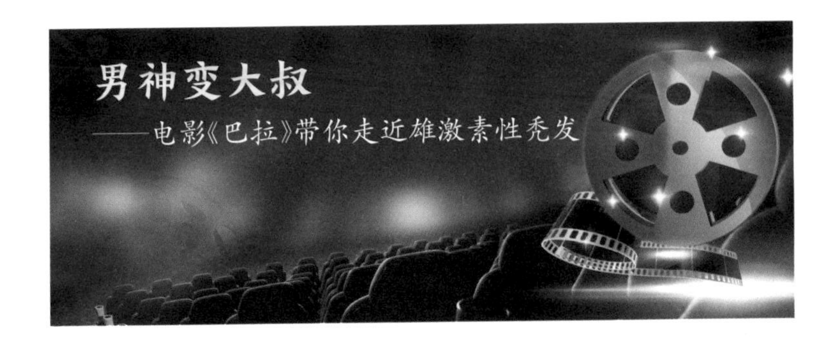

电影背景

中 文 名：巴拉　英 文 名：Bala
导　　演：Amar Kaushik
编　　剧：Niren Bhatt/Ravi Shankar Muppa
主　　演：阿尤斯曼·库拉纳/布米·佩德卡尔/亚米·高塔姆/贾维德·杰弗里
类　　型：喜剧
制片国家/地区：印度
语　　言：印第语
上映日期：2019-11-07(印度)
片　　长：133 分钟
又　　名：三千烦恼丝

人到中年，脱发似乎成了很多人心头隐隐的痛。男神和大叔，有时只是一"发"之隔！据报道，全球目前约有 20 亿脱发人群，其中我国脱发人数就已超过 4 亿[1]，脱发人群不但以每年 20%～30%的速度激增[2]，而且呈现出年轻化趋势。百度指数统计显示，

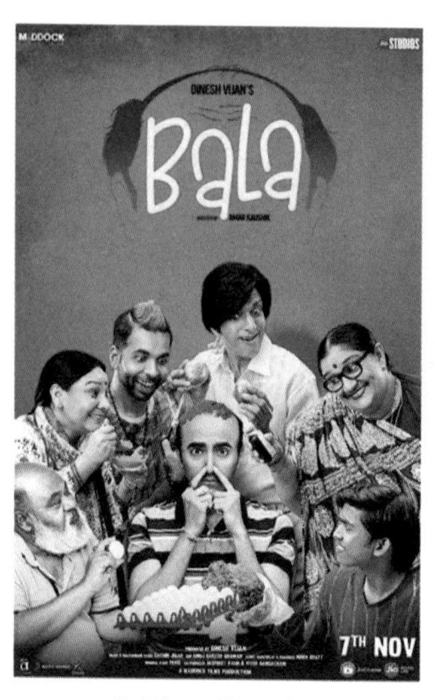

电影《巴拉》剧照

仅就2020年6月，“脱发”一词每日搜索量就达1 266次，可见脱发已经成为了一个社会热点问题。2019年，印度电影《巴拉》聚焦这一热点，奉献了一个关于脱发的喜剧故事。今天就让我们跟随电影情节，一起说说脱发那些事儿吧。

巴拉，印度语“头发”的意思。主人公巴拉，从小拥有一头浓密的秀发，再加上能歌善舞的表演天赋，一直是位引人注目的“校草”级人物。可惜老天爷并没厚爱他多久。青春期以后，巴拉的头发日渐稀少，25岁时发量竟然减少了一半！于是，交往13年的女友离他而去，轻车熟路的工作被别人顶替，朋友们对他从爱慕变成嘲笑，昔日的男神不知不觉间就变成了大叔。心有不甘的巴拉为了挽回往日的荣光，开始尝试各种各样稀奇古怪的生发妙招：往头上浇油、涂抹生鸡蛋、戴加热帽、涂洋葱汁，甚至涂抹由牛粪和牛精液组成的混合物……可惜各种民间妙招全都不起作用，最后还是依靠假发帮他找回了自信。戴上假发后，巴拉重新变得风度翩翩，开始大胆追求爱慕已久的美女帕里，并且如愿以偿地和帕里跨进婚姻殿堂。可惜好景不长，婚后帕里很快就发现了巴拉的秘密，并以“骗婚”为理由提出离婚诉讼。最终巴拉意识到，假发维持不了真正的爱情，每个人首先要学会爱自己，然后才有可能赢得别人的爱。别果你都不喜欢自己脱发的样子，又怎能强求别人喜欢你的秃头呢？意识到这点之后，巴拉最终同意了离婚协议，并祝福帕里早日找到真正的幸福，同时勇敢摘下了自己的假发，敞开心扉，接纳并拥抱了不完美的自己。

一、什么样的脱发才是疾病?

电影《巴拉》是一部轻松幽默的喜剧片,笑过之后,大家可能会思考:巴拉这种脱发,到底是一种生理现象,还是一种疾病?毕竟每个人每天都会面临脱发,家里枕头上、办公室地板上、厕所浴室里,或多或少都会残留我们脱落的头发。什么样的脱发才是正常,什么样的脱发又是疾病呢?这个困惑或许是大家比较关心的问题。

回答问题之前,我们先来了解一下脱发有几种类型。通常来说,脱发分成两类:生理性脱发和病理性脱发。生理性脱发属于自然生理现象,一般每日脱发 50～60 根,特殊时期(如产后)脱发较多,但在特殊时期过后会恢复正常。病理性脱发由各种病理性原因引起,包括斑秃、雄激素性秃发、化疗性脱发、内分泌疾病、缺铁性贫血等,一般每日脱发 100 根以上。如何鉴别这两种类型呢?我们可以通过拉发试验(pull test)来检验一下。患者 5 天内不洗头,用拇指和示指拉起一束头发(50～60 根),轻轻顺毛干方向自发根向发梢移动,然后计算拔下来的头发数。如果少于 6 根,拉发试验结果为阴性,则属于正常生理性脱发[3],如果超过 6 根,拉发试验结果为阳性,提示有活动性脱发,则需要进一步查明脱发原因是否和疾病相关。所以说,尽管人人都会脱发,但并非所有的脱发都与疾病相关,只有超过一定数量的脱发才需引起我们的重视,切勿看见脱发就过度焦虑。

二、巴拉遭遇了哪种类型的脱发?

巴拉为了头发的事情整天忧心忡忡,看着他那滑稽可笑的样子,大家也许会关心:他是哪种类型的脱发?将来我们也会像他那样吗?

根据巴拉的临床表现和家族遗传史,我们可以判定,巴拉的脱发属于病理性脱发中的雄激素性秃发。雄激素性秃发(androgenetic alopecia),英文简写 AGA,是临床上最常见的脱发类型,多见于男性，我国男性患病率为21.3%，常在青春期或青春期后发病，主要表现为前额发际后移和(或)头顶毛发进行性减少以及变细[3]。

巴拉自述，他在弟弟那个年纪(高中)就开始脱发，开始是前额和双鬓角发际线迅速后移，然后头顶的头发也开始脱落。根据《中国雄激素性秃发诊疗指南》，巴拉的脱发类型属于M型，即鬓角发际线后退较前额中央更加明显，且呈两侧对称性，呈现出字母M的形状。这款类型尚处雄激素性秃发早期，随着脱发进一步加重，M型脱发会逐渐发展为C型和U型。比如巴拉的老师就是典型的C型脱发，即前额中央发际线后退较两侧鬓角区更加明显，类似字母C的形状，为此巴拉读书时不止一次嘲笑老师是个“秃子”，如今自己俨然也在步入老师的后尘，不知算不算是一种因果报应？而巴拉的爸爸则是U型的典型代表，即前额发际线退至头顶后，头顶头发全部脱落，仅在枕部和两颞保留少量头发，形成特征性的“马蹄”形状，类似字母U字，这是雄激素性秃发最严重的一种类型，也是巴拉将来的样子。M型、C型和U型，三种特殊类型的脱发模式，对于诊断雄激素性秃发以及判断脱发程度具有重要的参考价值。

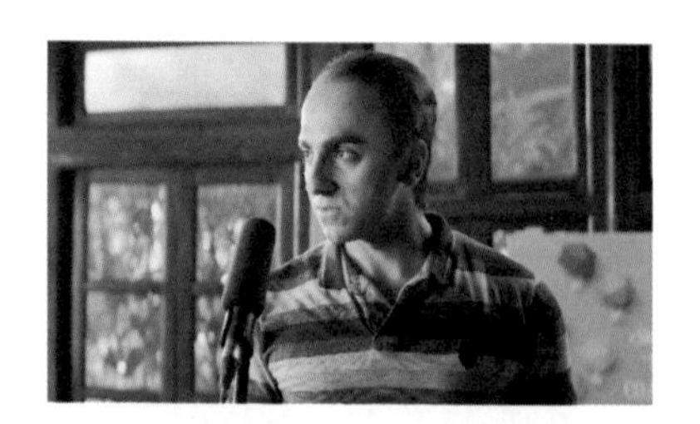

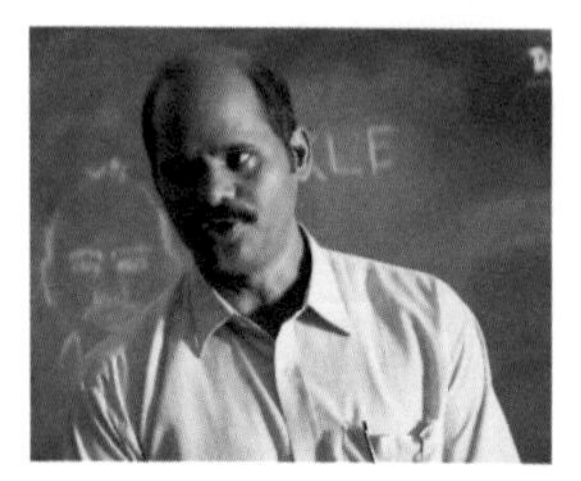

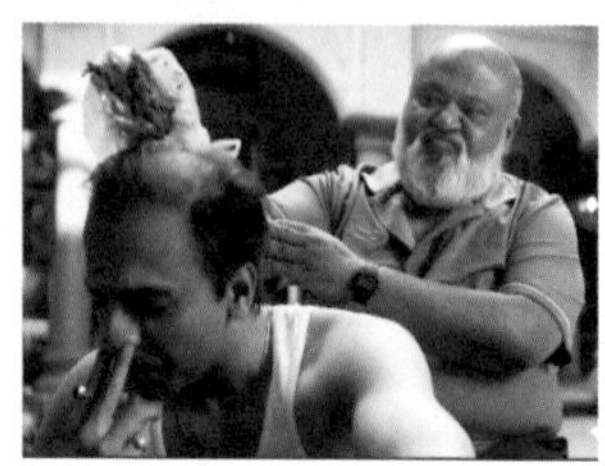

巴拉、老师和爸爸代表的三种脱发模式

此外，家族遗传史也是诊断雄激素性秃发的一项重要依据。

巴拉去小店买生发油，老板劝他："不要白费工夫，秃发是遗传，涂油也没用！"店老板说的没错，雄激素性秃发确实和家族遗传有关。文献显示，雄激素性秃发患者中53.3%～63.9%有家族遗传史，而且父系明显高于母系[4]。我们看到巴拉的父亲已经进入了U形脱发阶段，大脑袋上硕果仅存的只剩枕部一圈稀稀的毛发，而巴拉的妈妈尚有一头乌黑的长发，外公虽然头发花白但也依然茂盛，可见巴拉的脱发很大程度上来自父亲家族的遗传。因此，根据家族遗传史，我们又为巴拉的诊断找到一条有力的证据。假若男性同胞们在青春期或青春期后也出现了上述特征性脱发表现，同时也有家族遗传史，那就要提醒各位注意了，请及时去专业医疗机构就诊，进一步明确是否为雄激素性秃发。

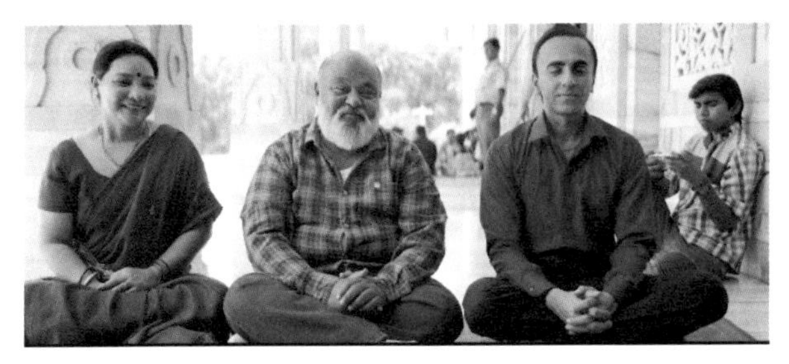

马拉的脱发来自父亲的遗传

三、巴拉为什么会脱发？

如前所述，雄激素性秃发和遗传有关。不过根据目前的全基因组扫描定位研究来看，虽然已经发现了多个易感基因，但尚未找到具体的致病基因。由于男性阉割者不发生雄激素性秃发，给予雄激素替代治疗可使基因易感者出现脱发，但停用睾酮可以阻止脱发的进一步发展，提示雄激素与雄激素性秃发有关，因此雄激素介导的某些细胞通路被认为是重要的发病机制之一。此外，过度用脑、精神压力以及睡眠不足也能诱发和加重脱发。关于巴拉的精神压力，影片也用大量细节进行了浓墨重彩地描写：外出必须戴帽子；脱落的头发舍不得丢；蒙上镜子上半部分，不让自己看见眉毛以上的部位；即使看见一只毛发浓密的小狗，也会羡慕得两眼直勾勾……这些细节一方面让观众忍俊不禁，一方面确实能够真切感受到巴拉内心的巨大压力。的确，随着社会的发展变化，精神因素与脱发的关系越来越被重视。对于某些职业，比如程序员、医护人员、金融分析师等，脱发已经成为职业病之一，究其原因可能与工作压力大、精神高度紧张、频繁熬夜等因素有关[5]。因此，巴拉除了家族遗传史，巨大的心理压力也是加重其脱发的重要原因。*

四、巴拉的脱发可以治疗吗？

巴拉忍受了各式各样匪夷所思的民间偏方，结果却没有一项能够奏效。观众在捧腹大笑之余，可能也想知道：到底有没有治疗脱发的有效方法呢？答案当然是“有”。不过并不是所谓的灵丹妙药，而是早期、规范、长程的联合治疗，包括内用药物、外用药物以及毛发移植等。

根据《中国雄激素性秃发诊疗指南》，目前内用药物首选非那雄胺。非那雄胺可以抑制Ⅱ型 5α-还原酶，抑制睾酮还原为二氢睾酮(DHT)，降低血液和头皮中 DHT 浓度，从而使萎缩的毛发恢复生长。连续服用非那雄胺 1～2 年可以达到较好疗效，如果需要继

---

* 小知识

雄激素性秃发的发病机理是怎样的？研究发现，患者脱发区头皮毛囊Ⅱ型 5α-还原酶活性明显高于非脱发区，组织中的 5α-还原酶能使睾酮转化为 5α 二氢睾酮，后者能与毛囊细胞上的雄激素受体结合，发挥生物学作用，使得毛囊微小化，生长期毛囊逐渐变细，毛发生长周期缩短，使得原本粗黑的毛发逐渐变成浅色细毛，最终毛囊萎缩消失，毛发脱落，形成前额、冠状至头顶秃发。

续维持疗效，则需维持较长治疗时间。外用药物推荐使用5%米诺地尔。该药能够刺激真皮毛乳头细胞表达血管内皮生长因子，扩张头皮血管，改善微循环，有效促进毛发生长。用药时间推荐使用半年至1年以上，如果需要继续维持疗效，也需继续治疗较长时间。

除了药物治疗，毛发移植也是目前比较成熟的治疗方法。毛发移植是将先天性雄激素不敏感部位的毛囊（一般为枕部）分离出来移植到秃发部位。移植技术主要包括毛囊切取移植技术和毛囊抽取移植技术。有严重内脏疾病、代谢性疾病（比如糖尿病）以及供区毛发质量太差的患者不宜采用此治疗。影片中，巴拉也曾打算去医院移植毛发。可惜医生遍寻巴拉全身上下的体毛——胡子、胸毛、四肢汗毛……没有一处毛发适合"扮演"供体。最后，医生把目光聚焦到了巴拉的下体，气得巴拉暴跳如雷，因为他实在无法接受将自己的阴毛移植在头上！幸好最终由于糖尿病的原因，巴拉的移植手术没有进行，否则那个画面光是想象都会令人喷饭。

电影带给我们的启示

脱发是由很多因素综合作用的结果。除了医学治疗，个体本身也要从生活方式（尤其是头发洗护）以及心理调节等方面积极做出改变。可惜长期以来大家一直依赖于医生的处方，对于自身因素的重要作用往往视而不见，因此本文在此强烈建议大家一并引起重视。

《黄帝内经·素问》中说"肾者，其华在发"，肝肾阴虚，夹有湿热内蕴，血气不足，肝火上炎，可见"内外调节、标本兼治"才是我们应对脱发应有的态度。"治标"方面，个人应该注重头发和头皮的清洁洗护。我们经常洗头，甚至有人天天洗头，可是怎样才是科学的洗头方式呢？一是选择合适的水温。凉水洗头很难达到清洁的目的，而且还易引起头部受凉、头痛、头晕等症状；水温过热又易刺激头皮，导致头皮皮脂分泌过多、加重头屑和脱发，因此建议使用温水，即37～40℃的水温洗头最佳[6]。二是洗发水不要接触头皮。很多人习惯将洗发水直接倒在头皮上，这种做法会令局部化学制剂浓度过高，对于头皮产生刺激，甚至引发无菌性炎症，因此最好先将洗发水挤在手掌上，轻轻搓揉出泡泡，然后再涂抹在头发上轻轻搓揉，注意同时按摩头皮，尽可能深层清洁头皮，把毛孔里的油脂和污垢一并洗掉。三是避免用力拉拽头发。很多人洗头时喜欢用手或梳子用力梳通结发，这种野蛮行为容易导致毛囊损伤，应该予以避免。四是护发素不要涂抹或残留在头皮上面。护发后一定要将护发素冲洗干净，否则残留的表面活性剂又是一个刺激源，会对头皮再次造成损伤。此外尽量使用无刺激性洗发水，使用圆头梳子梳头，避免梳子刮伤头皮也是洗头需要注意的小细节。“治本”方面，则是要从生活方式的各个方面予以重视。比如尽量保持规律的作息、充足的睡眠、避免不必要的熬夜、注意饮食清淡、适量补充B族维生素、保持营养状态均衡等。此外，心理调节也是一个重要方面。脱发和失眠在某些方面非常类似，即越是过度关注越会适得其反。影片中，有人建议巴拉：“不要总去想你的头发!”于是巴拉反复念叨：“不要多想！不要多想!”甚至将提醒小纸条贴在桌上、电脑上等任何自己看得见地方，可是越是这样，越会让他不由自主地想起脱发，最后几乎让他崩溃。所以，医生对于药物或植发治疗无效者，除了建议使用发片或假发进行遮盖外，更多时候还是鼓励他们调整心态、不要过度关注。毕竟医学能够解决的问题非常有限，对于雄激素性秃发这样无能为力的问题，最终还要依靠个人自己解放自己。

尽管脱发一直给人衰老、油腻，甚至不健康的感觉，但是也有研究发现，雄激素性秃发有三大好处：不易患心血管疾病、更长寿、更聪明。假若我们已经尝试过各种方法，头发仍然一去不复返，那么就不妨试试最后的秘方——像巴拉那样，接纳自己，转变审美与认知，做一个外表不甚完美但灵魂有趣的人。

正所谓“好看的皮囊千篇一律，有趣的灵魂百里挑一！”

也许，你就是那个百里挑一的人！

参考文献

[1] 于笑乾. 四招缓解脱发困扰[N]. 中国医药报，2021-01-05(008).

[2] 郑玲玲. 要怎么留住你我的头发[N]. 健康报，2020-07-11(004).

[3] 张建中. 中国雄激素性秃发诊疗指南[J]. 临床皮肤科杂志，2014，43(03)：182-186.

[4] 张建中.《中国雄激素性秃发诊疗指南》解读[J]. 中国医学文摘(皮肤科学)，2016，33(04)：406-408+3.

[5] 王音，朱敏刚，魏盛，等. 934名医护人员雄激素性秃发的流行病学调查[J]. 中华医学美学美容杂志，2020，26(05)：375-377.

[6] 姚楠. “脱发族”应该怎么洗头？[J]. 保健医苑，2020(09)：38-39.